JN127162

膠原病マップB　主な膠原病疾患とその障害臓器の一覧

疾患名	浅部臓器							皮膚粘膜
	骨・軟骨	大型血管	消化管	眼	漿膜	上気道	関節	
家族性地中海熱	×	×	×	×	○	×	○	△
ベーチェット病	×	○	○	◎	×	×	○	◎
成人スティル病/全身型JIA	×	×	×	×	△	△	○	○
脊椎関節炎	○	△(AR)	○(IBD)	○	×	×	◎	
リウマチ性多発筋痛症	×	△(GCA)	×	×	×	×	○	
関節リウマチ	○	×	×	△	△	×	◎	△
高安動脈炎	×	◎	△(IBD)	△	△	△	△	(E
巨細胞性動脈炎	×	○	×	○	×	△	△(PMR)	
結節性多発動脈炎	×	×	○	△	△	×	○	
ANCA関連血管炎	×	×	△	△	○	○	○	
再発性多発軟骨炎	◎(軟骨)	△	×	○	×	○	○	
IgG4関連疾患	×	×	×	×	×	×	×	
抗リン脂質抗体症候群	×	×	×	×	×	×	×	
全身性エリテマトーデス	×	×	○	△	○	×	○	◎
多発性筋炎/皮膚筋炎	×	×	×	×	×	×	○	◎
混合性結合組織病	×	×	△	×	○	×	○	
全身性強皮症	×	×	○	×	×	×	○	
シェーグレン症候群	×	×	△	◎(乾燥)	×	◎(乾燥)	△	

JIA: 若年性特発性関節炎, AR: 大動脈弁閉鎖不全症, IBD: 炎症性腸疾患, GCA
MDS: 骨髄異形成症候群, HPS: 血球貪食症候群
※免疫異常による一次性の（直接的な）病変に色づけをしています（血管障害など

炎症性疾患

己炎症性疾患)

症の境界領域疾患群

リウマチ, 脊椎関節炎, リウマチ性多発筋痛症

CA 関連血管炎(顕微鏡的多発血管炎, 多発血管炎性肉芽
など), 高安動脈炎, 巨細胞性動脈炎, 結節性多発動脈炎

4 関連疾患, 抗リン脂質抗体症候群, 再発性多発軟骨炎

候群
性エリテマトーデス, 全身性強皮症, 多発性筋炎 /
筋炎, 混合性結合組織病, シェーグレン症候群

膠原病

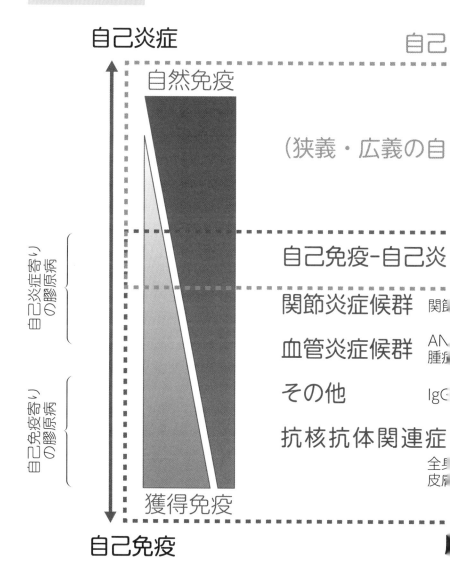

膠原病マップ A　主な膠原病疾患とその免疫学的位置付け

…骨・膜	深部臓器								その他		
	神経	下気道(主に肺)	腎臓	心臓	筋	唾液腺・涙腺	肝胆膵	血球	レイノー現象	肺動脈性肺高血圧症	悪性腫瘍
△	×	×	×	×	×	×	×	×	×	×	×
○	○	×	×	×	×	×	×	×	×	×	×
	×	×	×	×	×	×	○	△(HPS)	×	×	×
	×	×	×	×	×	×	×	×	×	×	×
×	×	×	×	×	×	×	×	×	×	×	○
	×	○	×	×	×	×	×	×	×	×	×
(N)	○	△	△	△	△	×	×	×	×	×	×
×	○	×	×	△	×	×	×	×	×	×	×
○	○	×	○	△	×	×	×	×	×	×	×
○	○	◎	◎	△	×	×	×	×	×	×	×
△	△	○(気管・気管支)	△	×	×	×	×	△(MDS)	×	×	×
△	△	○	○	×	×	○	○	×	×	×	×
○	○	△(肺塞栓)	△	△	×	×	×	○(血小板)	×	×	×
○	○	△	◎	×	×	×	△	◎	○	○	×
×	×	◎	×	△	◎	×	×	×	○	×	○
△	△	×	×	×	○	×	×	×	◎	◎	×
△	×	◎	△	△	×	×	×	×	◎	◎	×
△	△	△	△	×	×	◎	△	△	△	×	×

: 巨細胞性動脈炎, EN: 結節性紅斑, PMR: リウマチ性多発筋痛症

による二次性の病変には色づけをしていません).

著 **前島圭佑**
医療法人慈恵会西田病院
リウマチ・膠原病内科部長

Dr.前島の 膠原病論

Maeshima's Rheumatology

中外医学社

医学部学生と研修医の皆さんへ．

来週からの実習，研修は膠原病…だけどわからない事が多すぎる，成書を前に頑張って予習しようと意気込んでいるけど通読は無理，と諦めかけているあなた．医学的基礎知識を詰め込む事は大変大切な事ですが，臨床の現場で医師が何を考え，どの様に判断しているかの予習ができれば，あなたの実習，研修の意義は飛躍的に向上するでしょう．しかし，疾患別の縦割り各論に終始する本が多く，独特な判断や理解を言葉に表して多くの初学者の方々に理解，納得出来る様に説明することは決して簡単な事ではありません．その様なニーズを満たそうとする，痒いところに手が届きそうなのが本書です．Dr. 前島流膠原病持論ですが，我々が学生さんや若い Dr. になかなか伝えづらい考え方や判断方法が分かりやすく解説してあります．著者は立ち読みでも Chapter 2 まで読んで頂きたいようですが，私は後半の各論部分を読んだ上で前半の総論部分を読む方が Dr. 前島から見えている風景を理解しやすいのではないかと思います．何事も俯瞰してみる能力は重要ですが，各論が理解できてこそ可能となることです．

丸暗記ではない膠原病の理解を目指した本書で各論と総論を行ったり来たりしながら読むことで，明日病棟で周囲が驚くような質問ができるのではないかと思います．

免疫学は日本が世界をリードしてきた分野です．それも，基礎研究の成果を治療応用する事に成功しており，古くは関節リウマチに対する IL-6 阻害薬，新しいところではチェックポイント阻害薬はその最たるものです．免疫調整を目的とした薬剤は，様々な科で様々な疾患を対象に投与されているため，免疫は膠原病内科医だけでなく診療科横断的に重要な知識となっています．免疫を専門とする現場の臨床医がどのように考えているのかを本書で感じ取っていただき，少しでも興味を持ってもらえると Dr. 前島共々嬉しく思います．

2021 年 12 月

北里大学医学部膠原病・感染内科学主任教授　山岡邦宏

序 文

なによりもまず，「Dr. 前島って一体誰だ？」と疑問に感じておられることでしょう．

ごもっともです．私は長くアカデミア（学究的環境）に身を置いていたものの，現在は地域医療に従事する一臨床医に過ぎません．なんの肩書きもない私の名を冠した奇妙なネーミングの本書をお手にとってくださり，誠にありがとうございます．私は「『膠原病学を面白いと思う気持ち』と『その面白さを広く若者（医学生や研修医）に伝えてこの業界をさらに盛り上げていきたいという気持ち』が人一倍強い膠原病内科医」です．つまり本書「Dr. 前島の膠原病論」は，「膠原病学をこよなく愛する一専門医の頭の中」を書籍としてエクスポートしたものといえます．膠原病を学ぼうとするすべての若者に，その魅力を伝えたい一心で本書を執筆しました．

これまで大学で多くの若者に指導をしてきましたが，幾度となく「もったいない…」とため息を漏らしてきました．せっかく「膠原病学に親和性が高い（膠原病を専攻することで最大限の能力を発揮できる）」と思われる若者であるにもかかわらず，他科を専攻した先生方が数多くおられたのです．これらの先生方はそれぞれの専門領域で活躍されているのですが，膠原病を専攻していたらもっともっと活躍できていただろうに，と思ってしまうわけです（負け惜しみによる私の勝手な思い込みなのでしょうが…）．

大学の講義や臨床実習/研修の限られた時間では基本事項を教えることで手一杯であるため，「噛めば噛むほど味が出る医学領域」の代表格である膠原病学の本質的な面白さを若者に伝えるのは至難の業です．しかもコロナ禍になり，今まで以上にその魅力をアピールすることが難しくなっています．そもそも，私自身が大学から離れ，直接指導をする機会もなくなってしまいました．

そこで，これまで長年にわたり講義や指導に試行錯誤してきた経験を活かして，膠原病学の指導にあたる全国の先生方の強力な武器になるような一冊を作ることを決意しました．結果，内容の濃いものに仕上がったと自負しています．が，一方で「手の内を明かし過ぎた」と後悔もしています（笑）．本書はもしかしたら医師の卵であるあなたの人生を変える力を有しているかもしれませんので，（立ち読みでも良いので）少なくとも第2章までは是非とも読んでみていた

だきたいと思っています.

　本書により，指導医が「もったいない…」「魅力を伝えきれなかった…」などと残念な思いをすることがなくなり，ひいては膠原病領域がますます発展するようになればと心から願っております.

　　　　2021 年 9 月
　　　　　　医療法人慈恵会 西田病院リウマチ・膠原病内科部長　前島圭佑

目次

本書の購入者特典資料のダウンロード方法

本書の記載内容に関連した以下の資料をダウンロードできます.
・膠原病マップ A 主な膠原病疾患とその免疫学的位置付け（巻頭）
・膠原病マップ B 主な膠原病疾患とその障害臓器の一覧（巻頭）
・図 14-1 膠原病マップ B の見方（p.148）
・表 14-1 各疾患に特徴的な皮膚病変・自己抗体・疫学の一覧（p.151）
（本書のすべての内容を網羅しているわけではありません）

1. 本書のシリアルコードは以下のとおりです.

MaeshimaRheumatology

2. 次のいずれかの方法で，中外医学社ホームページ内の「動画閲覧・ファイル
   ダウンロード」ページにアクセスしてください.
   • 中外医学社ホームページ（http://www.chugaiigaku.jp/）にアクセス
     し，下に少しスクロールすると左側にあらわれるバナー「＞動画閲覧・
     ファイルダウンロード」をクリックしてアクセス.
   • 「動画閲覧・ファイルダウンロード」ページの URL（http://chugaiiga-
     ku.jp/movie_system/video/m_list.html）を直接入力してアクセス.
   • スマートフォンなどで下の QR コードを読み取ってアクセス.

3. 本書の表紙画像左横のラジオボタン（◉）を選択してください.

4. シリアルコード欄に上記のシリアルコードを入力し，「＞確定」をクリック
   してください.

5. ご覧になりたいファイル名の右の「ファイルダウンロード」をクリックする
   とダウンロードが開始されます.

はじめに

本書執筆のきっかけ

「膠原病ってこんなに面白かったのですね！」大学勤務時代に，研修医に向けて開催したセミナーの後に，ある（他科への入局を決めた直後の…）研修医からいただいたありがたい感想です．そのセミナーは「リウマチ・膠原病学（以下，膠原病学）に関する持論」を紹介したものでしたが，その後の講義でも反響があったので「この内容を書籍化したら膠原病学の面白さを広く伝えられるかもしれない」と考えるようになりました．つまり本書は医学生や研修医を対象に「一専門医による膠原病の考え方」を紹介するものであり，いわゆる教科書とは異なります．

膠原病学が学びにくい理由

多くの医学生や研修医にとって，膠原病学は学びにくい領域のようです．良質な教科書はいくつもありますが，それでもよほど好きでない限り学ぶのが辛くなります．「機序が難しくて理解できない」「病変が全身に及ぶため臨床症状が多彩」「暗記しなければならないことが多すぎる」などがその理由のようですが，膠原病学の面白さに気づくことができればそんなことは気にならなくなるはずです．それではなぜ，通常の学習方法では膠原病学の面白さに気づきにくいのでしょうか．

教科書（一般の医学書）は原則として「正しいことが証明されている情報」だけで構成されています．一方で，膠原病学およびその背景にある免疫学は，その進歩は著しいものの未だ不明な点も残されています．教科書内のあらゆる情報を点だとすると，膠原病学の場合，必ずしもすべての点が線で繋がりません．他の疾患領域に比べて線で繋がらない部

分が多いために，どれだけ優れた教科書を利用しても初学者には学びづらく感じられるのだと思っています．

専門医の境地

　それでは専門医は，線で繋がらない部分をどのように解釈しているのでしょうか．おそらく，多くの臨床・研究経験を積んだ専門医だからこそ体得できる「膠原病学の根底に流れる真理」とも呼べるような考え方が一本の太い線として頭の中では培われていて，これが無自覚のうちに点と点の隙間を埋めているということがあるのではないかと思っています．

　実臨床で活躍するには教科書の知識だけでは足りません．多くの症例を深く診る経験を積み重ねる中で，教科書では学べないような考え方を悟り，そこではじめて多様な病態に柔軟に対応できるようになるのと同時に，学問としての本質的な面白さに気づくことになります．そしてこの境地に至ったのが真の専門医なのだと思っています．

　問題はこの「専門医による考え方」を初学者に伝えるのがきわめて困難であることです．いわゆる「体で覚える」に似た感覚であるため言語化することが難しく，そしてその考え方が正しいことを証明することも難しいので，当然教科書には載せられません．そのため専門医ならではの考え方がなかなか広まらない（本質的な面白さも伝わらない）ので，特に膠原病学のように「噛めば噛むほど味が出る」類いの領域の場合，初学者からは「暗記（覚えるだけのつまらない）科目」の烙印を押されることになってしまうわけです．

　でもどうしても医学生や研修医の皆様に膠原病学の面白さを伝えたい．そこで今回，思い切って「論」という形で，教科書では表現できないような「根底に流れる真理（かもしれない考え方）」を中心に，膠原病学を一冊の本にまとめてみました．

「膠原病論」はひとつでなくてよい

　あくまでも本書で紹介する考え方は，筆者にとっての真理（持論）で

JCOPY 498-02716

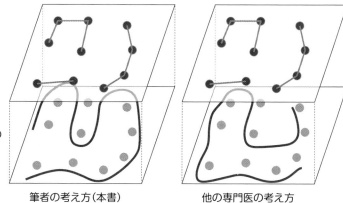

第1レイヤー：
教科書

第2レイヤー：
専門医ならではの
考え方

筆者の考え方(本書)　　　　　他の専門医の考え方

図1-1　本書のイメージ

す．別の専門医に聞けば，また違った論理が展開されるかもしれません．**図1-1**は本書の位置付けをイメージ化したものです．第1レイヤーは教科書を示しています．さまざまな情報を点で，証明された論理を線で表現していますが，線で繋がっていないところがいくつか残っています．第2レイヤーは専門医ならではの考え方を表現しています．専門医によってその考え方（線の形）は多少異なることもありますが，本書はそのうちのひとつの考え方を紹介したものだと考えて下さい．

　かなり独特な論理を本書で展開していることは自覚しています（そのためはじめから順に通読しなければ理解が難しいかもしれません）．他の専門医からすると眉をひそめるような内容が含まれている可能性もあり，書籍化することには迷いもありましたが，「膠原病学の魅力を伝える」という大義を優先することにしました．教科書的な知識（第1レイヤー）を学ぶ際の手助けができるなら，第2レイヤーの線は絶対的に正しいものではなくてもよいではないかと開き直った次第です．

　これから「膠原病論」をよりよいものに昇華させていきたいので，本書をきっかけに多くの先生方と「膠原病学の根底に流れる真理」について語り合いたいと考えています．その意味では願わくば，同世代あたりの中堅どころまでの先生方にもぜひご一読いただきたいとも思ってい

す（そのため専門医向けの内容も一部組み込ませていただきました）.

　なお，学生向きではない（より踏み込んだ）内容にはそのタイトルに「研修医向け」もしくは「専門医向け」の注釈を入れていますので，学生さんはひとまずこれらの項目をスキップして読み進めていただきたいと思います.

まずダイジェスト版をご一読下さい

　本編に入る前に，試しに本書のダイジェスト版（第2章）をご覧下さい. その上で興味を持っていただけるようでしたらきっと本書から何かしらの学びが得られるはずですので，ぜひ通読してみて下さい. 特に膠原病の講義が始まるときや臨床実習/研修で膠原病患者を受け持つときに，（教科書で学ぶ前に）まず本書を一読いただくと良いと思います. 逆に，考え方が合わないと感じられる場合は無理をせず，本書をこのまま本棚に戻していただきたいと思います.

JCOPY 498-02716

Chapter 2 「膠原病論」のダイジェスト版

　膠原病にはさまざまな疾患が含まれますが，それぞれを別物としてとらえると学ぶのが大変です．そうではなく「すべての膠原病疾患は一連のもの（連続性/関連性があるもの）」だとみなした上で，個々の相対的な位置付けを意識すると理解がしやすくなります．

1　自己免疫と自己炎症

　免疫系は自然免疫と獲得免疫に分けられます．異物（非自己）が体内に侵入するとまず自然免疫が始動し，その後必要に応じて獲得免疫系が発動します．体表面（からだの浅部）では主に自然免疫系が役割を担うのに対して，からだの深部では獲得免疫系の重要度が増すものと考えてください．実際は自然免疫と獲得免疫とを体内で明確に区別することはできませんが，浅部臓器と深部臓器とを比較すればきっとそのようなことがいえるだろうというものです．

　膠原病を学ぶ上で欠かせないのが，自己免疫と自己炎症という２つの免疫異常の概念です．前者は獲得免疫，後者は自然免疫の異常によるものとされています．自己免疫ではリンパ球系の（標的特異性が高い）免疫細胞の働きが過剰になり標的となった臓器の障害がみられるのに対して，自己炎症ではからだの浅部に多く分布する自然免疫系の（標的特異性が低い）免疫細胞が見境なく活性化することによって，主に発熱などの全身症状を呈します．自己免疫と自己炎症は一連のものであり，境界は不明瞭です．　膠原病マップ A ▶ 巻頭 は両者の関係性を示しており，本書の核となる図といえます．

2 ▸ 浅部臓器と深部臓器

　膠原病は全身性の自己免疫疾患であるため，さまざまな臓器に多様な病変が生じます．とはいえ，病変が生じる臓器の組み合わせや病変の性質には傾向があり，それにより個々の疾患に分けられています．膠原病疾患の臓器病変を整理する上で，浅部臓器（非重要臓器が多い）と深部臓器（重要臓器が多い）の区別が欠かせません．浅部病変は主に自然免疫系，深部病変は主に獲得免疫系の異常に由来するものと考えます．ただし，獲得免疫は自然免疫の基盤があってこそ成り立つものですので，獲得免疫異常をきたしている場合にはその背景に自然免疫異常があるものと考えます．つまり膠原病病態の基礎には自然免疫異常があり，これによる浅部臓器（皮膚や関節など）の病変がほとんどの場合でみられます　膠原病マップB ▶巻頭．障害されると生命に関わるような深部の重要臓器に病変がみられる場合は，獲得免疫異常が加わったものとみなします．

　膠原病マップA と 膠原病マップB では，上方に自然免疫，下方に獲得免疫の異常が強い膠原病疾患を配置しています（自己炎症性疾患を含んでいるにもかかわらず「膠原病」マップと名付けている点はご了承下さい）．膠原病マップB をみると，深部病変が目立つ（つまり獲得免疫異常の寄与度が相対的に大きい）疾患ほど下方に配置されていることがわかると思います．

3 ▸ 自己免疫/自己炎症の病態イメージ

　自己免疫や自己炎症の病態を，ひとまず大雑把なイメージで理解しましょう．一般に自己免疫の病態をシェーマで示す場合，自然・獲得免疫系のさまざまな細胞が配置され，その間をサイトカインが飛び交う様が描かれます．つまり「多くの火種（免疫細胞やサイトカインなど）が互いに活性化し合いネットワークレベルで免疫異常を形成する▶p.24 図5-1」のが自己免疫です．これに対して自己炎症の病態を図示する際に

JCOPY 498-02716

用いられるのは，ひとつの細胞だけです．（自然免疫系の）細胞内の特定のシグナルが過剰に働く様子が示されます．つまり**自己炎症では細胞レベルの過活動が問題になるので「一部の火種が過剰に燃えさかっている**▶*p.25* 図5-2」イメージとなります．

4 ## 治療の考え方

　この病態の違いの理解は治療（薬の選択）を考える上で欠かせません．膠原病の中でも「自己免疫寄り（ 膠原病マップ の下方）」の場合は多くの火種を抑える必要があるので，網羅的に作用するステロイド薬▶*p.31* 図5-4 が治療の基本となります．一方「自己炎症寄り（ 膠原病マップ の上方）」の場合は悪さをするのが一部の火種に限られるので，その火種だけを分子標的薬▶*p.31* 図5-4 などでピンポイントに抑えるのが理想の（無駄のない）治療といえます．このように，**同じ免疫抑制療法を行うにしても免疫異常の位置付けによってコンセプトが異なること**を知っておけば，疾患別に学ぶ際にも効率が良くなることでしょう．

5 ## まとめ

　いかがでしょうか．深部臓器病変の有無から獲得免疫異常の寄与度を推定することができ，そこから理想の治療までもがロジカルに導き出されることがおわかりいただけましたでしょうか．このような，疾患の枠組みをも超えるような考え方こそが， 図1-1 ▶*p.3* の第2レイヤー（の線）で表現したものといえます．膠原病の各論を学ぶ際には，常に**全体像** 膠原病マップ を意識することで各疾患の本質（相対的な位置付け）を見失わないようにするのがコツです．本編ではそれに則った考え方を紹介していきますので，本章で少しでも面白みを感じていただけた場合はぜひこのまま最後まで一気に読み進めていただきたいと思います．

3 本書で学ぶ上での心得

1 わかりにくい疾患領域であることを知る

膠原病学は急速に発展しているものの，その背景にある免疫学があまりに壮大（複雑）であるため，まだまだ未成熟だといえます．診断や治療も完成形とはいえません．より良い診断や治療の開発のために多くの研究が進められており，今でも毎年のように新しい分類基準や診療指針が発表されています．

多くの膠原病疾患では，「原因→臨床症状→治療」の流れを他の疾患領域ほど明確に説明する（点と点を線で結ぶ）ことができません．たとえば，同じ膠原病でもなぜ疾患ごとで生じやすい臓器病変の組み合わせが異なるのかも，筆者には説明することができません．そのため病態生理が明解な疾患領域と同じ姿勢で学習に臨むと「理解できない」「暗記するしかない」と感じてしまうことでしょう．

逆にはじめから「未解決事項が多く残されている（今後ますます発展する）領域」だとみなしておけば，学ぶことが楽になります．その上で，本書で紹介する考え方を身につけていただければ学習がさらに楽になることでしょう． 図1-1 ▶p.3 の第1レイヤーの隙間部分を無理に埋めようとすると，学ぶことが苦痛になります．どう頑張っても，埋まらない隙間は残ってしまうものだからです．残念ながら本書はこの隙間をきっちり埋めるものではありませんが，きっと隙間が気にならなくなるくらいには誘導できますので，遠回りのように感じられるかもしれませんが，ぜひ膠原病学を学ぶ際には一手間をかけて（本書を一読して）いただきたいと思います．

2 膠原病疾患は一連のものである

　人体に備わっている免疫機構には多くの免疫細胞や（サイトカインなどの）情報伝達物質が関わっています．免疫学の発展に伴ってこれらの細部が次々と明らかになっている反面，その全貌は未だみえていません．それどころか，その複雑さや壮大さを垣間見るばかりだという印象も受けています．そのため筆者は，各膠原病疾患の病態（免疫異常）は実際のところ，ジャンケンのグー，チョキ，パーのように互いの立場がクリアカットに分けられるようなものではなく，色（定義づけられている色と色の間にはグラデーションが存在する）のように**境界が曖昧な（連続性の）**ものだと考えています 図3-1 ．とはいえ，定義づけをしなければ免疫異常が整理できないので，生じやすい免疫異常のタイプごとに疾患概念を定めて，大雑把に線引きをしているという解釈です．膠原病診療では非典型的な症例をしばしば経験しますが，その背景にある病態の複雑さを考えると当然のことといえます．教科書的な病状を呈さな

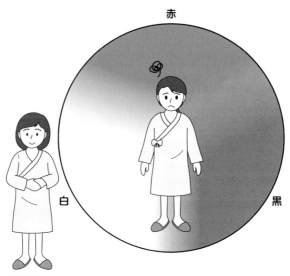

赤

白　　　黒

図3-1　膠原病疾患間の境界は曖昧である

い場合は，境界領域に近い病態だと考えると納得できることもあります．

　そのため実臨床では，個々の疾患に対峙する（vs疾患）というより個々の病態と向き合う（vs病態）イメージで診療をしています．もちろん診断はつけますが必ずしもその疾患概念には執着しませんので，教科書的な臨床像ではないときでも慌てず柔軟に対応することができます．「疾患ではなく病態と対峙する」と書くと難しい印象を与えてしまうかもしれませんが，実はよほどそちらの方が適切かつ簡単です．そしてそれこそが本書でお伝えしたい内容なのです．

■3　浅部臓器と深部臓器に区別する

　膠原病は全身性の自己免疫疾患ですので，全身のどの臓器も免疫の標的となり得ます．出現しやすい臓器病変の組み合わせにはいくつものパターンがあり，それにより個々の膠原病疾患に分けられています．臓器病変を整理する上でぜひ取り入れて欲しいのが，浅部臓器と深部臓器とで区別する考え方です 表3-1 ．免疫機構は自然免疫と獲得免疫に大別されます．外敵が体内に侵入したときにまず発動するのが自然免疫で，それだけでは対処しきれないときに働くのが獲得免疫ですので，からだの浅い部分（外界に近い部位）では自然免疫系が優位で，深い部分では獲得免疫系が優位に働くことが想像されます（ここは深く考えずそんなものかとあっさり流して下さい）．そのため膠原病でみられる臓器病変のうち，浅部臓器病変（浅部病変）は主に自然免疫異常に由来し，深部

表3-1　主な浅部臓器と深部臓器

主な浅部臓器 （非重要臓器が多い）	主な深部臓器 （重要臓器が多い）
皮膚・粘膜	肺
関節・骨	腎臓
眼	神経
消化管	心臓

JCOPY　498-02716

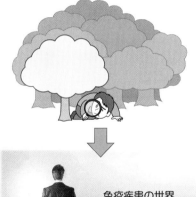

「木を見て森を見ず」では
本質が見えない

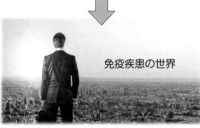

免疫疾患の世界

枝葉にこだわらず
全体を俯瞰する

図 3-2　理想の膠原病学習のイメージ

臓器病変（深部病変）は主に獲得免疫異常に由来するものと考えます．
もちろん実際はそんなに単純ではありません．浅部病変には獲得免疫異
常も関わっていますし，深部病変には自然免疫異常も関わっています．
あくまでも，どちらの免疫異常の寄与度が大きいのかを各臓器間で相対
評価すればきっとそのようなことがいえるだろうというものです．初学
時は枝葉にこだわらず全体を俯瞰する姿勢を貫くことにより，本質を見
失わないように努めましょう 図 3-2 ．

4　膠原病マップ A・B を活用する

　膠原病疾患は連続的なものだと前述しましたが，「自然免疫 vs 獲得免
疫」の軸上に配置することによりはじめて全体像がわかるようになりま
す．　膠原病マップ A ▶巻頭では，上方に自然免疫異常が強い疾患（自
己炎症性疾患や自己炎症寄りの膠原病）を，下方に獲得免疫異常が強い
疾患（自己免疫寄りの膠原病）を配置しています．

　膠原病疾患を効率的に学ぶ上で有用なのがカテゴリー分類です．本書

では「抗核抗体関連症候群」「関節炎症候群」「血管炎症候群」「自己免疫-自己炎症の境界領域疾患群」「その他の膠原病」の5つに分けています．各カテゴリーの配置は，第4章で紹介する考え方▶*p.21* 表4-1 に基づいて決定しました．

　膠原病マップB は，標的になりやすい臓器を疾患別に整理したものです．疾患の並び（ 膠原病マップA と同様に上方/下方がそれぞれ自然免疫/獲得免疫の異常が強いと思われるものを順に配置）も，各臓器の浅部/深部の区別も，×〜◎の印も，すべて筆者の独断で定めています．それぞれの印はあくまでも各疾患の特徴を際立たせるための相対的な評価です．たとえば×をつけていてもその臓器に病変がみられることが全くないという意味では必ずしもありません．そして同じ疾患でも患者ごとで病態にはばらつきがあるので，マップの内容は絶対的なものではない（臨床現場で辞書的に用いることは避けた方が良い）という点にご注意ください．

　各論ではこれらの 膠原病マップ を羅針盤にして他疾患と対比しながら学習を進めることで効率が上げられると思います． 膠原病マップB の見方のコツを，各論を学んだあとのおさらいとして第14章▶*p.147*で説明しますが，もし興味があれば先にお読みいただいてもよいでしょう．

　なお， 膠原病マップA は McGonagle らによって提唱された「Immu-nological Disease Continuum」[1] の図から着想を得て作成したものであり，すべてが独りよがりというわけではありませんのでその点はご安心いただきたいと思います．

5 ▶ 本書での「自己免疫」と「自己炎症」の定義

　自己免疫疾患（自己免疫）は，獲得免疫の異常が強い疾患です．膠原病とはつまり全身性自己免疫疾患のことですので，本書では「膠原病」と「自己免疫」はほぼ同義として扱っています．一方，獲得免疫の異常に乏しく，自然免疫の異常が強いのが自己炎症性疾患（自己炎症）で

JCOPY 498-02716

す．したがって 膠原病マップ A の下方が自己免疫で，上方が自己炎症
となります．つまり「膠原病」マップと銘打ちながら厳密には膠原病で
はない疾患（自己炎症性疾患）が含まれているわけですが，その点はご
了承下さい．

　自己免疫と自己炎症は一連の関係性であり，境界は不明瞭です．ちょ
うど中間に区分すべき膠原病カテゴリー（自己免疫-自己炎症の境界領
域疾患群）もあります．つまり自己免疫疾患である膠原病の中にも自己
炎症要素が強い疾患が含まれるということになります．そのため本書で
は，膠原病マップ A の中で相対的に上方の疾患は膠原病に含まれる疾
患でも「自己炎症寄り（自己炎症的)」と表現します．そして膠原病の
中でも特に下方にあるものは，「自己免疫寄り（自己免疫的)」と表現し
ます．これは本書独特な（そしてとても重要な）表現方法ですので，ま
ずここでご理解下さい．

　注意していただきたいのが，本書内でも使う場面によってこれら（自
己炎症寄り/自己免疫寄り）の定義が若干異なる場合があることです．
たとえば第 8 章の抗核抗体関連症候群は，カテゴリーとしては自己免疫
寄り（膠原病マップ の下方）ですが，ここに含まれる SLE と皮膚筋炎
は相対的に自然免疫異常（自己炎症病態）が強い▶*p.59* 第 8 章 1-②ため，
このカテゴリーの中では自己炎症寄りだと表現することになります．つ
まり本書の「自己炎症寄り/自己免疫寄り」はあくまでも相対的なもの
ですので，場面ごとで文脈からその意味するところを察していただきた
いと思います（それが可能になるように表現したつもりです）．

6 暗記の際には優先順位を意識する

　できるだけ暗記に頼らずに膠原病が学べるように誘導していきたいの
ですが，やはり暗記作業は必要です．本書によって点を線で結ぶお手伝
いはできますが，点が全くなければ試験などで苦労することになるで
しょう．中でも優先して覚えていただきたいのが「特徴的な皮膚病変
（皮疹)」と「自己抗体」です▶*p.151* 表14-1．特に受験生にとってはこ

れらの暗記はコスパが良い作業ですので，まずはじめに取り組むように
しましょう．

7 詳しい解説は教科書を参照して下さい

　本書を手にした読者の皆様にはぜひ一気に全体を（細かいことは気に
せず）通読していただきたいので，できる限りページ数を抑えました．
ただしそれと引き替えに，教科書的な内容の多くを省くことになりまし
たので，必要に応じてお手持ちの教科書を参照していただきたいと思い
ます．

　ただし，原則として本書だけで最低限理解できるように構成したつも
りですので，ひとまず安心して読み進めていただきたいと思います．

JCOPY 498-02716

Chapter 4 膠原病総論
～自己免疫と自己炎症の違い～

1 免疫疾患は「自己免疫」「自己炎症」「免疫不全」の 3 つで構成される

　本書での免疫疾患のイメージを 図4-1 に示しています．免疫疾患といえばまず「自己免疫」を思い浮かべると思いますが，少なくとも「自己炎症」も一緒に学ばなければ，免疫疾患どころか膠原病の本質もみえてきません．最近では両者を併せて「免疫・炎症疾患」と呼ぶこともあります．さらにここに「免疫不全」を加えることで理解を深めることができますが，専門医向けの内容ですので本書では最小限の記載に留めています▶p.119 第11章2.「アレルギー」も免疫疾患の範疇ですが，膠原病論を展開する上では触れる必要がなかったので割愛しています．

　本章では自己免疫と自己炎症の臨床像の違いを理解していただき，臨床像から免疫学的な位置付けを見定める術を学んでいただきます．

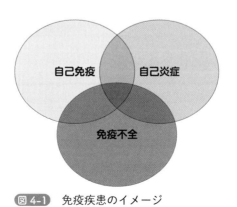

図4-1　免疫疾患のイメージ

2 自己免疫（自己免疫疾患）とは

　本来ならば不活化されるべき「自己の臓器に対して働く免疫機構」が，免疫寛容（過剰/不要な免疫応答を制御する仕組み）の破綻によって活性化し，標的臓器に免疫（炎症）反応が起きてしまうのが自己免疫です．**多くの遺伝要因や環境要因（後天的要因）が複雑に絡み合って発症します．**個々の要因の寄与度は小さいものの，さまざまな要因が互いに働き合うことによって発症に繋がっていきます．自己免疫応答が起きる臓器がひとつに限局する「臓器特異的自己免疫疾患」と，全身の多臓器にわたる「全身性（臓器非特異的）自己免疫疾患」とに大別されますが，膠原病は後者を指します．

　病変が生じる臓器によって症状は異なるので，**膠原病疾患でみられる臨床症状は実に多彩です．**同一臓器の病変でも，疾患によって**表現型（病状）が異なる場合もあります．**たとえば皮膚病変（皮疹）にはさまざまなパターンがありますし，腎病変も少なくとも糸球体，尿細管・間質，血管のそれぞれの病変を区別する必要があります．

　自己免疫の病態には獲得免疫の異常が関与します．獲得免疫では標的特異性の高いリンパ球（T細胞やB細胞）が主な役割を担っているので，自己免疫ではこれらが標的臓器を直接攻撃します．獲得免疫は自然免疫の基礎があってこそ成り立つので，獲得免疫異常の背景には自然免疫異常があります．つまり**自己免疫は「自然免疫異常＋獲得免疫異常」**であり，そのため**「浅部臓器＋深部臓器」**▶*p.10* 表3-1 **に病変がみられます**．

　図4-2 は自己免疫/自己炎症の免疫異常を氷山に見立てたイメージ図です．氷山の水面から上が顕在化した病状に関わる免疫異常で，水面下は潜在する免疫異常です．自己免疫は氷山の上端から下端にかけて自然免疫異常が軸として骨格を成しており，そこに獲得免疫異常が加わっているようなイメージです **図4-2左**．一方，後述する自己炎症の氷山は自然免疫だけで構成されています **図4-2右**．

　自己免疫の発症には遺伝要因と環境要因が関与します．つまり発症前

JCOPY 498-02716

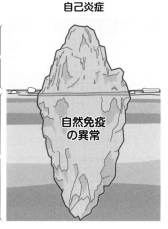

自己免疫　　　　　　　　　　　　　　　　　自己炎症

顕在化している病状
に関与する免疫異常

獲得免疫
の異常

自然免疫
の異常

自然免疫
の異常

潜在する免疫異常

図 4-2　自己免疫/自己炎症病態のイメージ

から水面下には遺伝要因による氷山（体質）が存在しており，ここに環境要因が加わることで徐々に氷山が増大し，いずれ上端が水面上に姿を現すようなものだと考えます．自己免疫の発症早期は浅部病変がみられやすく，症状が出没する経過を辿ることも多いのですが，これは氷山上端の自然免疫病態が水面上に見え隠れする状態だと考えると納得できます．

3 膠原病でみられる症状の考え方

膠原病でみられる症状は，「炎症」「血管（循環）障害」「線維化」の3つの機序で生じます．

① 炎症

そもそも「炎症」とは何でしょうか．免疫反応の末に生じる生体反応を炎症と呼ぶので，炎症は「免疫」に含まれる概念だといえます．強い免疫反応が起きると現場の免疫細胞が放出するさまざまなケミカルメディエーターによって（血管の拡張や透過性亢進を通じて）「腫脹・発赤・熱感・疼痛」といった症状が生じます．これが炎症反応です．これ

4

膠原病総論　〜自己免疫と自己炎症の違い〜

が長く続くと最終的に組織障害によって臓器の「機能障害」をきたします.

　膠原病では，標的となった臓器の炎症に由来する症状がみられます. 全身疾患であるため，炎症に起因する全身症状（発熱，倦怠感，食欲不振など）もみられますが，各臓器の症状の方が目立つ傾向があります. 浅部病変の場合，炎症による「腫脹・発赤・熱感・疼痛・機能障害」のすべてが自覚症状に繋がりやすいので，「痛み」（主に関節などの運動器）や「見た目」（主に皮膚）に苦しむことになります. 浅部臓器は原則として非重要臓器ですので，浅部病変だけであればすぐに生命予後に関わることはありません. 一方で深部臓器の多くが単独でも生命の維持に直結する重要臓器なので，深部病変が生じると，自覚症状は乏しくても機能障害により時に生命の危機に瀕することもあります.

▶膠原病で炎症が生じやすい臓器

　膠原病疾患の大半で浅部臓器に病変がみられます. 膠原病では自然免疫異常が基礎にあり，浅部病変はまさにその自然免疫異常を反映したものだからです. 獲得免疫異常が強ければ深部病変もみられますが，深部病変だけがみられる（浅部病変を欠く）ということは滅多にありません.

　浅部臓器の中でも特に炎症が生じやすいのが関節と皮膚です. いずれも自然免疫系への刺激（異物との接触や機械的刺激）が加わりやすい臓器だからです. つまり膠原病は基本的に関節や皮膚に病変を有する疾患群だといえます. 膠原病マップB をみても一部の例外を除き関節や皮膚に病変がみられることがわかります.

　深部臓器の中で特に炎症が生じやすいのが肺と腎臓です. たしかにいずれも深部臓器の中では免疫系が刺激されやすい環境にあるような印象はあります（特に肺は臨床上「浅部臓器」らしく思えることもありますが基本的には深部臓器だと思っています）. これらは生命に直結する臓器でもあるため，免疫疾患が疑われる際には（皮膚や関節に加えて）必ず異常の有無をチェックしなければなりません.

JCOPY 498-02716

② 血管（循環）障害

　一部の膠原病疾患では，血管に問題が起きることで虚血性の障害をきたします．膠原病における主な血管障害の機序には「血管炎」と「レイノー現象」の2パターンがあります（簡略化のため抗リン脂質抗体症候群▶*p.134* 第13章2による「血栓症」はここでは割愛しています）．

　血管炎では，血管の閉塞/破綻による二次的な（虚血性の）臓器障害が生じます．第10章▶*p.91* で説明します．

　またレイノー現象と呼ばれる指趾（手指や足趾）の血管障害があります．寒冷刺激などをきっかけに血管が異常収縮し，その後反動性に拡張することで，白→紫→赤へと3相性に色調が変化します．通常は可逆的です．原発性と続発性があり，続発性の原因のひとつに抗核抗体関連症候群（第8章▶*p.55*）があげられます．

　レイノー現象は（四肢末梢に加えて）肺動脈や腎動脈にも生じます．抗核抗体関連症候群を学ぶ際に登場するのが肺高血圧症です．肺高血圧症にはいくつかのタイプがありますが，膠原病領域でまず知っておくべきなのが肺動脈性肺高血圧症です．一見難しそうに思えますが，要するに「肺動脈のレイノー現象」です．肺動脈の末梢が異常収縮して肺が高血圧状態となり右心不全をきたします．かつては予後不良でしたが，さまざまな作用機序の治療薬（肺動脈選択的血管拡張薬）が登場したことで最近は治療成績が良くなってきています．また腎動脈にレイノー現象が生じると，腎血管性高血圧をきたします．全身性強皮症のところ▶*p.69* 第8章3-③で説明します．

③ 線維化

　線維化は炎症反応の末に（創傷治癒のために）生じるものです．膠原病ではさまざまなシナリオによる線維化が問題になりますが，本書では「**全身性強皮症では線維化病態が強すぎることによって病初期から特有の症状が現れる**」ということを覚えておきましょう．

4 自己炎症（自己炎症性疾患）とは

　　自己炎症は比較的新しい疾患概念であり，執筆時点で国家試験の範囲に入っている狭義の自己炎症性疾患▶*p.114* 第11章はひとつ（家族性地中海熱）だけですが，膠原病を学ぶ上でも理解が欠かせない領域であることを認識しておいてください．

　　自己免疫は全身の各臓器を特異的に攻撃する（獲得免疫系の）免疫細胞が過剰に活性化するものですが，これに対して**自己炎症は標的特異性の低い（自然免疫系の）免疫細胞が（明らかな排除すべき非自己が侵入/発生していないにもかかわらず）過剰に活性化する病態**を指します．自然免疫系細胞は主にからだの浅部での役割を担っているので，**自己炎症では浅部臓器（皮膚・粘膜，関節・骨，眼，消化管，漿膜など）に炎症が生じます**．自己免疫とは異なり深部臓器に直接的な障害をきたすことはないので，その意味では自己免疫よりも予後良好といえます．リンパ球活性化の要素が乏しいので，**自己抗体も検出されません**．

　　自己炎症も自己免疫も炎症病態を呈しますが，**自己炎症の方が高炎症をきたす傾向があります**．自己炎症では高炎症に直結するサイトカインを大量に産生する自然免疫系の免疫細胞の活性化の程度が自己免疫よりも強いためだと考えています．たとえば，自己免疫と同様に発熱，倦怠感，体重減少などの全身症状がみられますが，自己炎症ではこの全身症状が相対的に強い傾向があります．大雑把なイメージですが，自己免疫では深部病変を伴うような場合でも 37〜38℃台に留まることが多いのに対して，自己炎症では当たり前のように 39〜40℃台の高熱がみられます．血清学的な炎症マーカーである CRP も自己免疫に比べて高く，浅部病変（特に関節や皮膚）の症状も自己炎症の方が強い印象があります．

　　また自己炎症の多くは**発作性の経過**を辿ります．自己免疫の場合，発症早期こそ症状が出没することもありますが，免疫異常が完成してしまえば持続性/進行性の経過を辿ります．ところが自己炎症の場合，無治療でも症状は自然に軽快します．その後，いわば準備期間を経た後，再

JCOPY 498-02716

び何かしらの刺激が加わることで次の炎症発作が起きます．互いに連携を取るのが苦手な自然免疫系細胞はひとしきり暴れ回ると疲れ果てて休息を取るので，高活動状態を長期間維持することができないのだと考えましょう．一方で自己免疫では免疫異常がきわめて複雑化しており，自然免疫と獲得免疫の双方の免疫細胞が互いに活性化し合うネットワークが構築されています．その上，刺激となる自己抗原は常にそこにあるため，自然に治まることはありません．

　自然免疫系細胞は刺激に対する反応が早く，誘因が加わると**一気に症状がピークに達する**という特徴があり，この点も発作性の経過を形成する一因になっています．これに対して自己免疫は病態が完成するまでに時間を要するので，徐々に症状が出てくる傾向があります．

5 臨床像から免疫異常の位置付けを見定める

　以上の内容を踏まえ，自己免疫か自己炎症かを推測する上で確認すべきポイントを 表4-1 にまとめました．免疫学的な位置付けを見定める作業がさほど難しくないことがわかっていただけると思います．

表4-1 自己免疫と自己炎症の違い

		自己炎症	自己免疫
	免疫異常の種類	自然免疫	自然免疫＋獲得免疫
	免疫異常のイメージ	標的がないのに暴れ回る	自己を標的として攻撃する
	関与する免疫細胞	マクロファージ，樹状細胞，好中球，NK細胞	リンパ球（T細胞，B細胞）
臨床的特徴	障害臓器	浅部臓器	浅部臓器＋深部臓器
	自己抗体	なし	あり
	症状の経過	間欠性/周期性	持続性/進行性
	炎症の度合い	＋＋＋	＋

6 ▶ 臓器特異的自己免疫疾患の考え方

　本書が対象にしているのは全身性の自己免疫疾患（膠原病）ですが，臓器特異的自己免疫疾患についても少しだけ触れておきます．「自己抗体陽性」「経過が持続性/進行性」といった臨床的特徴は共通していますが，異なる点もあります．膠原病の場合，自然免疫異常が基礎にあった上で獲得免疫異常が存在するので臨床像も両者の免疫異常を反映したものとなりますが，臓器特異的自己免疫疾患では以下のように**自然免疫異常に由来する病状が乏しい傾向**があります．

- 自然免疫異常に特徴的な炎症性の全身症状や高 CRP 血症があまりみられません．
- 膠原病では浅部病変が基礎に存在するのに対して，臓器特異的自己免疫疾患ではたとえ深部臓器の疾患であっても，同一病態に起因する浅部病変を伴うことはありません（「臓器特異的」なので当たり前ではありますが…）．
- 神経，筋，肝胆膵，血球，甲状腺，皮膚などのさまざまな臓器における臓器特異的自己免疫疾患が知られていますが，どちらかといえば深部臓器が多い印象があります（前述の臓器のうち皮膚以外は免疫学的には深部臓器だと考えています）．

　つまり，**全身症状を欠き，免疫異常の標的となった臓器（主に深部臓器）以外の症状もないため，障害臓器の部位や重症度によっては自覚症状が全くない**ということも多いのが臓器特異的自己免疫疾患です．痛みなどの自覚症状で苦しむことが多い膠原病とは対照的です．

JCOPY 498-02716

5 膠原病治療薬の考え方

　膠原病治療の主軸は薬物療法です．膠原病治療薬を上手に使いこなせなければ治療はうまくいきません．ところが薬理作用，有害事象，保険適用の疾患などを学ぶ作業は，初学者にとっては（専門医にとっても？）苦行です．この点も膠原病学に面白みを感じる上でのハードルになっているように思います．そこで本章では，基礎医学的な内容には触れず「イメージ化した薬の考え方」を紹介します．膠原病治療を学ぶ上では膠原病病態の最低限の理解が欠かせないので，前半でまず「イメージ化した膠原病病態」を解説します．

1 ▶ 膠原病病態のイメージ

　膠原病の病態には免疫細胞やサイトカインなど多くの要素（火種）が関与しこれらが連携して免疫異常（炎症）を作り上げますが，本書では簡略化して，6つの火種で病態が形成されるものと仮定して解説します．

①膠原病の発症までのイメージ

　膠原病の発症には複数の遺伝要因が関わっています．それぞれ単独では病態への寄与度は大きくないものの，複数が組み合わさることで免疫異常の土台ともいえる「体質」を形成します 図5-1① ．ここにさまざまな環境（後天的）要因が加わることによって少しずつ病態が成熟していきます．遺伝的素因の火種が増強し 図5-1② ，発症する頃には遺伝的素因のない火種にも二次的に炎症が波及しています 図5-1③ ．全体としてはもともと自然免疫異常が優位であったものが，徐々に獲得免疫

① 遺伝的素因（発症前）

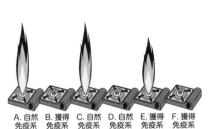

A. 自然　B. 獲得　C. 自然　D. 自然　E. 獲得　F. 獲得
免疫系　免疫系　免疫系　免疫系　免疫系　免疫系

② 遺伝的素因＋環境要因（発症前）

A. 自然　B. 獲得　C. 自然　D. 自然　E. 獲得　F. 獲得
免疫系　免疫系　免疫系　免疫系　免疫系　免疫系

③ 遺伝的素因＋環境要因（発症時）

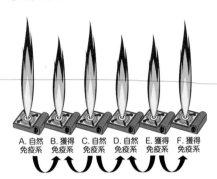

A. 自然　B. 獲得　C. 自然　D. 自然　E. 獲得　F. 獲得
免疫系　免疫系　免疫系　免疫系　免疫系　免疫系

④ 発症時のレーダーチャート

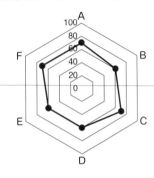

図 5-1　膠原病の発症までのイメージ

異常の関与も増していくイメージです．図 5-1④ は，発症時の病態 図 5-1③ を相互比較しやすくするためにレーダーチャートで示したものです．図 5-1③ で示している 6 つの火種を左から順に A～F と名付けてレーダーチャート化しています．本章の後半ではこのレーダーチャートを用いて薬の解説をします．

②自己炎症性疾患の発症までのイメージ

第 11 章で解説しますが，自己炎症性疾患は狭義と広義とに大別されます．狭義の自己炎症性疾患とは，単一遺伝性の（遺伝要因の寄与度が非常に強い）自己炎症性疾患を指します．自然免疫系の中のごく一部の火種の遺伝的素因が強い状態をイメージしましょう 図 5-2① ．この

JCOPY　498-02716

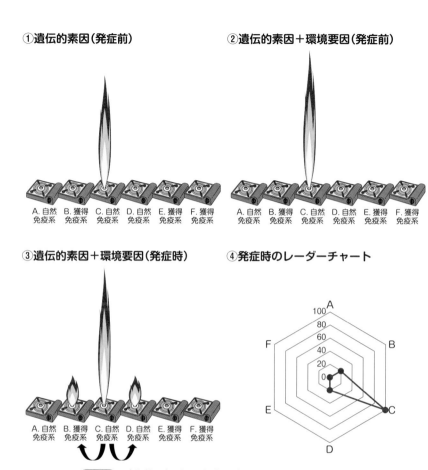

①遺伝的素因（発症前）

A.自然
免疫系　B.獲得
免疫系　C.自然
免疫系　D.自然
免疫系　E.獲得
免疫系　F.獲得
免疫系

②遺伝的素因＋環境要因（発症前）

A.自然
免疫系　B.獲得
免疫系　C.自然
免疫系　D.自然
免疫系　E.獲得
免疫系　F.獲得
免疫系

③遺伝的素因＋環境要因（発症時）

A.自然
免疫系　B.獲得
免疫系　C.自然
免疫系　D.自然
免疫系　E.獲得
免疫系　F.獲得
免疫系

④発症時のレーダーチャート

図 5-2　（狭義の）自己炎症性疾患の発症までのイメージ

「体質」の段階ですでに火力が強いので，ちょっとした刺激（環境要因）でも容易に燃え上がり，ごく短時間のうちに発症時に近い状態にまで至ります 図 5-2 ② ．膠原病 図 5-1 ③ でみられるような，他の火種への二次的な炎症波及はわずかに留まります 図 5-2 ③ ．つまり狭義の自己炎症性疾患の病態は遺伝要因によるところが大きく，さまざまな環境要因の関与によって時間をかけて病態を形成していく膠原病とは対照的です．

　また狭義の自己炎症性疾患の場合，ひとたび炎症が生じても，ひとし

きり燃え上がった後は自然に元の状態 図5-2① に戻ります．氷山▶
p.17 図4-2 で表現すると，膠原病（自己免疫）のようにさまざまな環境
要因によって氷山が増大して水面上に現れてくるというより，何らかの
環境要因が下からぽんと上に押し上げて一瞬だけ氷山の上端が水面上に
現れるようなイメージです．このため発作性の経過を辿るわけです．

　広義の自己炎症性疾患は，特定の原因遺伝子が同定されていない（遺
伝要因の寄与度が相対的に少ない）自己炎症性疾患を指します．つまり
発症への環境要因の関わりは狭義の場合と比べると強いです．ただし，
（狭義の自己炎症疾患ほど極端ではないものの）発症時点でも病態に関
与するのが一部の自然免疫系の火種に限られるという点は狭義の自己炎
症性疾患と同様です．

③膠原病は複雑で自己炎症性疾患はシンプル

　　図5-1 と 図5-2 の発症時のレーダーチャートを見比べると，膠原病
では多数の火種が病態に関与するのに対して，自己炎症性疾患では一部
に限られています．実際に教科書の膠原病疾患の病態をまとめたイラス
ト図をみると，どれも多くの免疫細胞やサイトカインが勢揃いしたもの
になっています．図の見栄えはよいのですが，登場人物が多くこれらの
関係性も複雑なので，「要するにどうなっているの？」という感想を抱
くことになります．一方，狭義の自己炎症性疾患の病態を図示するため
に必要なのはたったひとつの（自然免疫系の）細胞だけです．単一遺伝
子の異常によって細胞内の特定のシグナルが過剰に活性化するだけです
ので，膠原病に比べてシンプルな病態だといえます．広義の自己炎症性
疾患（多様な疾患が含まれます）は必ずしもひとつの細胞では図示でき
ませんが，病態に関わる火種が一部に留まる傾向はあるものと考えてい
ます．

④自己炎症寄りの膠原病の発症までのイメージ

　　前述の「膠原病」図5-1 は 膠原病マップA の下方を，「（狭義の）自
己炎症性疾患」図5-2 は上方を意味しますので，次にこれらの中間で

JCOPY 498-02716

①遺伝的素因（発症前）

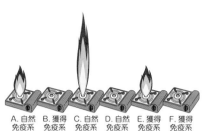

②遺伝的素因＋環境要因（発症前）

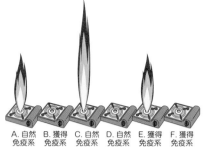

③遺伝的素因＋環境要因（発症時）

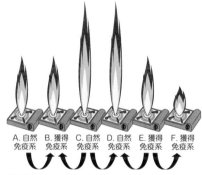

④発症時のレーダーチャート

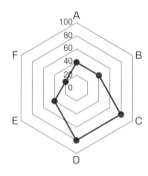

図 5-3　自己炎症寄りの膠原病の発症までのイメージ

ある「自己炎症寄りの膠原病」の考え方を紹介します．といっても，すべての要素が両者の中間である，というだけです．つまり発症時には，多くの火種が関与（自己免疫的要素）しつつもそれぞれの火種の大きさにはかなりばらつきがある（自己炎症的要素）という状態になっています 図 5-3 ④．

⑤病態は患者レベルで異なる

自己免疫/自己炎症全般でいえることですが，どの火種がどの程度燃え上がっているのか，そして遺伝/環境要因がそれぞれどのように関わっているのかは，もちろん疾患ごとで異なるわけですが，同じ疾患で

も患者ごとで異なります．病状や薬への反応性が人それぞれであるのは主にこのことに起因するのだと考えています．

2 膠原病治療薬の考え方

①膠原病治療薬は4つに分類して理解する

　ここからようやく薬の話に入ります．本書ではカテゴリー単位で薬の特性を説明します．

　膠原病治療薬は，広義の免疫抑制薬と免疫調節薬で構成されています．広義の免疫抑制薬には，ステロイド薬，狭義の免疫抑制薬，分子標的薬の3つのカテゴリーが含まれます 表5-1 ．免疫調節薬には広義の免疫抑制薬のような「抑制」作用はなく，どうやら「調節」することによって有効性を発揮するようなので，広義の免疫抑制薬に比べると良くも悪くも「弱い」薬剤という位置付けです．つまり有効性は劣るものの比較的安全に使用できる（易感染状態にならない）ので，安全性の観点からは免疫調節薬が部分的にも効く▶p.34 第5章2-⑤ような場合は，積極的に用いることによって広義の免疫抑制薬の出番を少しでも減らしたいと考えることになります（ただし保険適用上使用できる疾患は限られます）．

　各カテゴリーのごく簡単な解説を 表5-2 にまとめています．筆者が作成した患者向けパンフレットから引用（一部改変）したものですが，次に移る前にぜひご一読ください．

②広義の免疫抑制薬の考え方

　広義の免疫抑制薬のうち，中心的な薬剤として用いられているステロイド薬は多くの火種（免疫細胞）の働きをまんべんなく抑えることで免疫を制御します 図5-4 ．十分量を用いることで，臨床で問題になる免疫異常の大半を抑え込むことができるので，効果の確実性が高い（個人差が少ない）薬剤だといえます．

JCOPY 498-02716

表 5-1　膠原病治療薬の主な薬剤と分類

広義の免疫抑制薬	◆ステロイド薬	プレドニゾロン，メチルプレドニゾロン，ベタメタゾン，デキサメタゾン，トリアムシノロンアセトニド
	◆狭義の免疫抑制薬	メトトレキサート，アザチオプリン，ミコフェノール酸モフェチル，シクロスポリン，タクロリムス，シクロホスファミド，ミゾリビン，レフルノミド
	◆分子標的薬 生物学的製剤	IL-1阻害薬: カナキヌマブ TNF阻害薬: インフリキシマブ，エタネルセプト，アダリムマブ，ゴリムマブ，セルトリズマブ・ペゴル IL-12/23阻害薬: ウステキヌマブ IL-23阻害薬: グセルクマブ，リサンキズマブ，チルドラキズマブ IL-17阻害薬: セクキヌマブ，ブロダルマブ，イキセキズマブ IL-6阻害薬: トシリズマブ，サリルマブ T細胞阻害薬: アバタセプト B細胞阻害薬: ベリムマブ，リツキシマブ IL-5阻害薬: メポリズマブ
	JAK阻害薬	トファシチニブ，バリシチニブ，ペフィシチニブ，ウパダシチニブ，フィルゴチニブ
免疫調整薬		ブシラミン，サラゾスルファピリジン，イグラチモド，金製剤，ペニシラミン，コルヒチン，ヒドロキシクロロキン，アプレミラスト

5

膠原病治療薬の考え方

　一方で（分子標的薬に属する）生物学的製剤は，制御できる火種（免疫細胞やサイトカイン）はひとつだけですが，その火種については勢いが完全に失われてしまうほど強力に抑え込むことができます　図5-4．ただし標的の火種が病態に関わっていない場合には全く効かないということもあり，有効性には個人差があります．比較的新しいカテゴリーであるJAK阻害薬も分子標的薬に位置付けられますが，生物学的製剤とは考え方が異なります．JAK阻害薬については第7章2▶p.50で説明します．

　狭義の免疫抑制薬（いわゆる免疫抑制薬）はこれらの中間に位置付けられる薬剤です　図5-4．つまり，それなりにさまざまな火種に作用する

表 5-2　膠原病治療薬（カテゴリー別）の解説（患者向け）

カテゴリー	解説
ステロイド薬	膠原病治療の中心的な薬です．免疫（炎症）を抑え，腫れや痛みを和らげる働きがあります．速効性があるので，数日以内にその効果が実感できることが多いです．通常は十分量を用いた後に少しずつ減量していきます．感染症に加え，（ホルモン剤という特性から）糖尿病，骨粗鬆症などの独特な副作用が生じることもありますので，使用量を最小限に留めるために，他の治療薬を組み合わせて用いることが多いです．飲み忘れると体調をこわすことがありますので，予備を持ち歩くようにしたいところです．自己判断での中止や減量は危険ですので控えましょう．
狭義の免疫抑制薬	ステロイド薬がほとんどの方々に有効性を発揮するのに対して，効き方に個人差があります．速やかに効くステロイド薬に対して，効果発現までに長ければ数カ月かかることもあります．副作用に注意しながら増量するタイプの薬が多く，実際の効果判定にはより長い時間が必要となる場合もあります．ステロイド薬と同様に，免疫抑制による易感染（感染症が起きやすい状態）の副作用があります．感染症以外の副作用（皮疹，肝障害，腎障害，骨髄抑制など）にも注意を要します．
生物学的製剤	幅広く作用する他の治療薬と異なり，病気を引き起こす物質や細胞のうちのひとつの働きをピンポイントで抑える注射薬です．狭義の免疫抑制薬と同様に効果には個人差があります．易感染やアレルギー反応などの副作用に注意を要します．高額という問題点があります．
JAK 阻害薬	生物学的製剤と同じ分子標的薬のカテゴリーに属しますが，狭義の免疫抑制薬にも似た特性を持つ内服薬です．易感染やその他の副作用に注意を要します．こちらも高額という問題点があります．
免疫調節薬	免疫抑制作用はありませんが，免疫を「調節」することで作用を発揮します．他の治療薬と比べて良くも悪くもマイルドなイメージです．有効性に個人差があり，効果発現までに時間がかかりやすい点は，狭義の免疫抑制薬と似ています．易感染にならないので使いやすくはありますが，皮疹や肝障害などの副作用には注意を要します．

ものの，その効き方には偏りがあります．生物学的製剤と同様に患者の病態に合う薬剤を選択できなければ効果がみられません．ちなみに免疫調節薬は狭義の免疫抑制薬の作用を一回り弱くしたような，そして JAK 阻害薬は逆に一回り強くしたようなイメージでよいでしょう 図 5-4 ．

JCOPY 498-02716

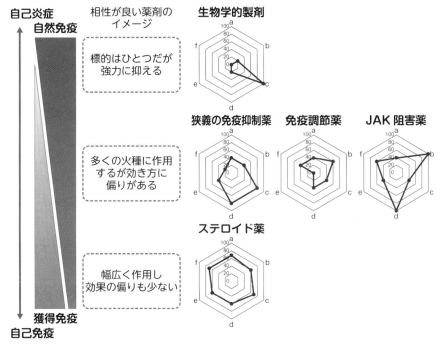

（図 5-4） 膠原病治療薬（カテゴリー別）の作用機序（レーダーチャート）と
相性の良い病態の位置付け

③免疫異常と膠原病治療薬の相性

膠原病治療薬の作用機序（各火種への抑制効果）のイメージを
（図 5-4）で示していますが，これらのレーダーチャートをみて何か気づ
くことがありますでしょうか．実は（図 5-1, 2, 3）の「膠原病」「（狭義
の）自己炎症性疾患」「自己炎症寄りの膠原病」のレーダーチャートが
それぞれ「ステロイド薬」「生物学的製剤」「狭義の免疫抑制薬」と同じ
形なのです．つまり，　膠原病マップ A　の下方の疾患ではステロイド薬，
上方では生物学的製剤，中間では狭義の免疫抑制薬が，それぞれ（イ
メージ上は）相性の良い薬剤だといえます（図 5-4）．

生物学的製剤が使用できる（保険適用となっている）膠原病疾
患　表 5-3　をみてみると，たしかに　膠原病マップ　上方の疾患に多い傾
向があります．　膠原病マップ A　下方では多くの火種が関わるため生物

表 5-3 保険診療で膠原病に使用できる生物学的製剤（本邦未承認を含む）

自然免疫　　　　　　　　　　　　　　　　　　　　獲得免疫

疾患名	IL-1 阻害薬	TNF 阻害薬	IL-12/23 阻害薬 IL-23 阻害薬 IL-17 阻害薬	IL-6 阻害薬	T細胞 阻害薬	B細胞 阻害薬
家族性 地中海熱	○					
ベーチェット病		○				
成人スティル病/全身型JIA	○			○		
脊椎関節炎		○	○		(○) (PsAのみ)	
リウマチ性 多発筋痛症						
関節リウマチ	(○)	○		○	○	(○)
高安動脈炎				○		
巨細胞性 動脈炎				○		
結節性 多発動脈炎						
ANCA 関連血管炎						○
再発性 多発軟骨炎						
IgG4 関連疾患						
抗リン脂質 抗体症候群						
全身性エリテ マトーデス						○
多発性筋炎/ 皮膚筋炎						
混合性 結合組織病						
全身性強皮症				(○)		○
シェーグレン 症候群						

JIA：若年性特発性関節炎，PsA：乾癬性関節炎
※括弧は本邦未承認を意味します.
※疾患や薬剤の配置は筆者の考えに基づいています.

JCOPY 498-02716

学的製剤単独での治療は難しく，多くの火種に作用するような（ステロイド薬などによる）治療の下地があってはじめてその有効性が発揮されるのに対して，膠原病マップA 上方では活性化しているのが一部の火種に留まるので，生物学的製剤単剤でも治療が完結することがあり得ます．実際，膠原病マップA 上方の疾患ほど，生物学的製剤の登場後にステロイド薬の使用量や出番が顕著に減ってきているような実感があります．逆に 膠原病マップA 下方の疾患では未だにステロイド薬が治療の主軸ですが，将来的には（JAK 阻害薬のような）細胞内シグナル伝達に作用するタイプの分子標的薬などが治療の主軸になっていくということがあるのかもしれません．

　病態との相性が良い薬剤しか使わないというわけではありません．これらの特性を頭の中でイメージしながらすべてのカテゴリーの薬剤をバランス良く組み合わせ，そして用量を調整することによって，燃え上がっている火種を効率よく（過不足のないように）制御することを目指します．

　ちなみに 図5-4 のそれぞれのレーダーチャートは各火種への抑制作用を相互に比較したときの強さの比率（%）のイメージですので，その選択性や力価を薬剤間で比較することはできません．それぞれの実際の強さは用量などにも依存するので，この図で表現しているのは薬剤の特性の一面に過ぎないという点をご理解ください．ただし，非常にややこしくて申し訳ありませんが，「狭義の免疫抑制薬 vs 免疫調節薬 vs JAK 阻害薬」に関してはそれぞれの特性が似た薬剤なので，相互の直接比較（力価のみ）も意識したレーダーチャートになっています．

④二次的効果も意識する

　ステロイド薬は投与してから効果が発現するまでが早いという特徴があります．多くの火種を網羅的に抑え込むので，十分量投与されれば一気に火力の総量を抑えることができるからだと考えています．生物学的製剤も，病態を担う火種がひとつで，かつその火種をピンポイントでしっかりと抑えることができれば劇的な効果を発揮するので，ステロイ

ド薬のように速やかに効くことも経験されます.

　狭義の免疫抑制薬の場合も，患者の病態を構成する火種の種類や強度を抑え込むことができるような特性の薬剤を十分量用いることができれば1〜2週間のうちに効果を実感することもありますが，多くは1〜3カ月ほどかけて徐々に効果がピークに達します．これはおそらく，狭義の免疫抑制薬の効果の一部は，二次的な効果に依存するからだと考えています．それぞれの火種が互いに活性化し合っている場合，一部の火種を抑える（一次的効果）ことで，芋づる式に他の火種も抑えられます（二次的効果）．狭義の免疫抑制薬は，この二次的な効果が加わってはじめてその薬効を十分に発揮するという側面があります．二次的効果はステロイド薬や生物学的製剤にももちろんありますが，狭義の免疫抑制薬に比べるとその寄与度が低い（一次的効果が主軸である）ため，効果がピークに達するのが相対的に早いのだと思っています．ちなみに 図 5-4 のレーダーチャートは一次的効果と二次的効果を合算したイメージとなっています.

⑤「部分的に効く」とは

　膠原病治療薬は「部分的に効く」ということがあります．「一部の火種（種類）」あるいは「火力（強度）の一部」を抑えることを指しますが，臨床ではこのようなことがよく経験されます．この場合，増量したり，他の薬剤を組み合わせたり（上乗せしたり），「病態（鍵穴）に合う膠原病治療薬（鍵）をみつけ出す」ようなイメージでより有効だと思われる薬剤に変更（スイッチ）したりすることで，最終的にすべての火種を完全に抑えることを目指します．ただし火種を抑えるために何でも加えていけば良いというものではなく，安全性や金額なども考慮して，保険診療の範囲内で最適な薬剤の組み合わせを模索することになります.

JCOPY 498-02716

膠原病治療の考え方

　膠原病は疾患ごとにいわゆる標準治療が示されているものの，初学者が予備知識もなくこれらを個別に学ぶのは非効率的です．フローチャート型のものもあり現場では使い勝手が良いのですが，本質がわかっていなければそのようなマニュアル化したものをみても膠原病治療の面白みは感じられないでしょう．標準治療でうまくいかないときに柔軟に対応することもできないかもしれません．

　そこで本章では，膠原病治療の基本的な考え方を紹介します．**治療は疾患ごとで多少は異なりますが，根底にある考え方は共通しています．**獲得免疫異常（深部病変）の有無によって治療の考え方が異なるので2つに分けて説明します．これらを理解した上で，必要に応じて教科書で詳しく学んでいただきたいと思います．

　まず大前提として知っておいていただきたいのが，膠原病は原則として「上手にコントロール」すべきものであり「消し去る」ことが難しいということです．多くの遺伝要因と環境要因が複雑に絡み合って発症するので，原則として特定の原因を突き止めてそれを排除して治癒に導くということができません（この点については別の考えも持っていますが本書の範疇を超えるので割愛します）．患者の病態（火種）に合う薬剤を用いて炎症をしっかり押さえ込み（寛解導入療法），長期にわたってその状態を維持する（維持療法）ことを目指します．

① 寛解導入療法

　　深部臓器の中でも生命に直結するような重要臓器に炎症が生じている場合は可及的速やかに炎症を鎮静化する必要があります．治療が遅れると，たとえ活動性が制御できたとしても後遺症（機能障害）が残り生命予後も悪くなります．そのため進行性の深部病変を呈する場合は確実かつ迅速に炎症を制御できる治療を選択することになります．「深部病変あり」は「自然免疫異常＋獲得免疫異常」を意味し，つまり 図5-1④ ▶p.24 のようにさまざまな火種が活性化した状態なのでこれらを一網打尽にするには大量のステロイド薬しかありません．この場合，ステロイド薬の副作用の管理も必要になるので原則として入院していただきます．ステロイド薬だけですべての火種の勢いを十分に抑えることができない場合は他の膠原病治療薬を併用しますが，どの薬剤を用いるべきなのかは疾患ごと/患者ごとで異なります．これらの，活動期の炎症を抑え込む治療のことを寛解導入療法と呼びます．寛解とは疾患の勢いが完全に抑えられている状態を指します．

　　ステロイド大量療法などによって火種のすべてをきっちり抑え込むことができれば，徐々に 図5-1③ ▶p.24 の「二次的な活性化」の部分が消えて 図5-1② の状態に戻っていき，次いで 図5-1① に近づいていきます．このようにして病態を担う火種の数や勢いが減れば，大量のステロイド薬で網羅的かつ強力に制御し続ける必要がなくなるのでステロイド薬を減量することができます．ただし減量のタイミングが早すぎたり，一度に減らす量が多すぎたりすると，消えかけた火種が再び燃え上がってしまうので病状に応じた適切な方法で減量します．

　　寛解導入に成功しても 図5-1① （遺伝的素因のみ）の状態にまで完全に戻すことは難しいので，寛解導入後も残った火種を長く抑え続けるようなイメージで治療を継続します（維持療法）．

　　活動期であっても勢いがそれほど強くなく深部病変の進行も緩徐な場

合は，図 5-1 の③よりも②に近い状態ということも考えられるので，大量のステロイド薬を用いなくても制御できる可能性があります．試行錯誤する（病態に合う膠原病治療薬をみつけ出す）時間的ゆとりがあればステロイド薬以外の薬剤を重視したメニューを外来で試みることもあります．これで寛解導入に至らなければステロイド薬主体の治療の必要性を検討します．大量のステロイド薬は諸刃の剣ですので，それ以外の選択肢がない場合にのみ用いるという心がけが必要だと思っています．

②維持療法

　寛解導入後に残った病態を制御し続ける治療を維持療法と呼びます．ステロイド薬を減量し過ぎると制御しきれない火種が出てくるので，再燃せずに済む（残存する火種をすべて抑えられる）量のステロイド薬を継続するというのが維持療法の基本的な考え方です．

　寛解維持に要するステロイド薬の量（維持量）が少なければよいのですが，病態によってはそれなりの用量を継続しなければならないこともあります．だからといって多い量のステロイド薬を使い続けると，膠原病自体は安定していても副作用のためにさまざまな問題が生じてしまいます．膠原病は長期にわたって付き合う類いの疾患であるため，維持量は 1mg/日でも少なくしたいところです．ステロイド薬の減量を実現するためには，残存する病態を成す火種の組み合わせにマッチするような他の治療薬を加えなければなりません．しかしどの薬剤が有効なのかを確実に知る術はありませんので，実際に投与して病勢マーカーの経過を追う中で有効/部分的有効/無効の判断をくだすことになります．この作業は臨床上とても重要ですので後述します▶<i>p.40</i> 第6章 4.

　（ステロイド薬以外の）有効な治療薬をみつけ出すことができればステロイド薬を安全に（膠原病の再燃を防ぎつつ）減量することが可能になりますが，中止は難しいことが多いです．ひとつの薬剤を併用するだけでステロイド薬を大幅に減量できることもあれば，複数を併用してようやく減量できるということもあります．実臨床ではどれだけ頑張ってもステロイド薬が理想の用量まで下げられないということもあります

が，優れた治療薬が多数登場してくれているおかげでかつてに比べればそのような症例は明らかに減っています．

2 深部病変なしの場合

「深部病変なし」は「自然免疫異常主体」を意味し，つまり病態に関わる火種は少数ながらその火力はとても強いという状態が想定されます▶p.25 図5-2④．火力が強すぎて，たとえステロイド薬を大量に用いても火力を抑えきれないこともあります．治療が不十分であることに加えて，活性化していない多くの火種にもステロイド薬が降りかかるという意味で非効率的でもあります．つまりステロイド薬との相性がよくない病態といえます．このような場合，病態を構成する火種に効率良く作用するような（ステロイド薬以外の）治療薬をひとつあるいは複数用いて火力を弱め，ステロイド薬への依存度を下げることを目指すわけですが，かつてはこれは簡単な作業ではありませんでした．ところが生物学的製剤が登場してからは，これまで対応に苦慮していたような病態でも，むしろすんなり（しかも必ずしもステロイド薬を併用しなくても）解決できるということが多く経験されるようになっています．しかもこの場合，大量ステロイド薬を使用しないので入院での管理も必ずしも必要ではありません．

「深部病変あり」では寛解導入療法と維持療法とでは治療内容（主にステロイド薬の量）に大きな違いがあるのに対して，「深部病変なし」ではさほど大きな差はなく，両者が同じ内容だということもあるのですが，以上のことから納得できるわけです．

「深部病変あり」は「膠原病」，「深部病変なし」は「（狭義の）自己炎症性疾患」の病態イメージとして扱っていますが，そうすると中間に位置する「自己炎症寄りの膠原病▶p.27 図5-3」の説明が残るのでここで触れておきます．「自己炎症寄りの膠原病」では深部病変がみられることは少ないものの，「膠原病」的（多くの火種が病態に関与する）要素

38

JCOPY 498-02716

もあるため大量ステロイド薬が必要となる場合もあります．つまり「深部病変あり/なし」の両者の特性が混在するため病態に応じた柔軟な対応が求められます．

3 治癒に至る場合

　膠原病は上手に付き合っていくべきものだと前述しましたが，維持療法をやめても再燃せずに経過する，つまり治癒することも少数派ながら経験されます．いくつかのパターンが考えられますが，ひとつの例をあげてみましょう 図6-1 ．遺伝要因はわずかですが 図6-1① ，何らかの強力な環境要因（感染症など）が加わることによって一気に火力が増

①遺伝的素因（発症前）

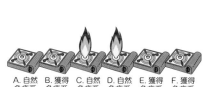

②遺伝的素因＋環境要因（発症前）

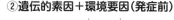

③遺伝的素因＋環境要因（発症時）

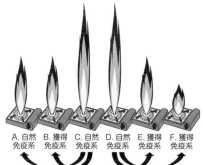

④発症時のレーダーチャート

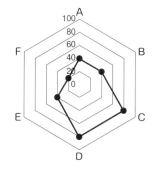

図6-1 膠原病の発症までのイメージ（環境要因が強い場合）

し 図6-1② ，さらに二次的な火種の活性化 図6-1③ が加わることで速やかに病態が完成するようなことがあります．このようにごく少数の強力な環境要因によって短時間のうちに病態が形成されるような場合は，原因となった環境要因から解放され，その上で寛解導入に成功すれば 図6-1① の状態まで戻ることがあります．たとえば成人スティル病▶p.127 第12章2 などでこのようなことが経験されます．また，環境要因がなくなれば無治療でも自然軽快することがあり，代表例としては反応性関節炎▶p.84 第9章2-⑤があげられます．

　また典型的な膠原病の発症様式▶p.24 図5-1 であっても，寛解を維持する中で10年，20年といった長い年月を経るうちに，徐々に維持療法が不要な状態▶p.24 図5-1①に戻る場合があります．免疫系のバランスや環境要因（生活習慣を含む）は加齢に伴い変化するので，病態によっては自然に軽くなるということもあるのだと思っています．

4　病勢マーカーを理解する

　実臨床で膠原病患者の治療に当たる上で重要なのが，病勢（疾患活動性）マーカーを正しく評価することです．良質な医療を提供するために欠かせませんので，その考え方を紹介しておきます．

　膠原病の病勢マーカーと聞くとCRP，自己抗体，補体などの血液検査値を思い浮かべる方が多いと思いますが，それだけでは不十分です．免疫異常の結果生じた臓器病変の状態も参考にします．尿検査や画像検査，体温などのバイタルサイン，腫脹・圧痛関節数や皮疹の程度などの身体所見，といった血液検査以外の客観的（他覚的）所見も指標の候補となります．痛み，倦怠感，食思不振，しびれなどの自覚症状も指標になります．発作性の経過を辿る場合は（必ずしも受診時に症状があるわけではないので）ご本人の訴え（発作時の状態，持続期間，間隔）だけが頼りになるということもあります．個々の症例においてこれらの指標をひとつでも多く同定して経過を追う必要があります．

JCOPY 498-02716

①すべての病勢マーカーを同定しておくべき理由

▶膠原病の診断時に必要

　免疫学的な位置付けを絞り込むために，つまり正しく膠原病の診断をつけるためには，臓器病変の広がりを見極める必要があります．病勢マーカーをすべて拾いあげることは，臓器病変の広がりを知ることに繋がるので，診断の段階から必要な作業だといえます．臓器病変を見逃してしまうと正しい診断には至らず，最適な治療を提供できないために予後に悪影響を及ぼしてしまうこともあります．たとえば関節リウマチにおける間質性肺炎，リウマチ性多発筋痛症における大型血管炎，抗核抗体関連症候群における肺動脈性肺高血圧症など，見逃さないよう注意が必要です．

▶薬剤の正確な有効性評価に必要

　治療に際してよく経験されるのが「薬が部分的に効く」▶*p.34* 第5章 *2-⑤*ということです．病勢マーカーの程度が「軽減はするものの残存する」ということもあれば，複数のマーカーのうち「一部の項目だけが軽快する」ということもあります．少しでも病勢マーカーの活動性を残してしまうと，たとえ寛解に至ったかのようにみえたとしてもステロイド薬の減量などに際して容易に活動性が上昇してしまうので，基本はすべてのマーカーの正常化を目指します．つまり病勢マーカーの拾い上げが不十分である場合には，真の寛解に導けたかどうかを見定めることができないということになるので注意が必要です．

▶再燃徴候を高感度で察知するために必要

　膠原病患者の予後を左右するのは外来診療の質です．外来での重要なポイントはいくつかありますが，まず「再燃の徴候をいち早く察知する能力」が求められます．一見難しそうですが，要は「病勢マーカーを毎回きちんと評価する」だけです．たとえば関節病変だけを呈する場合は活動性の評価に悩むことは少ないものの，多臓器に病変を有する場合は

6

膠原病治療の考え方

再燃時にどのマーカーから動き出すかは患者ごとで異なるのであちこちにアンテナを張っておく必要があります。きめ細かく病勢マーカーをフォローすることができれば，再燃しかかった段階で察知することができます。逆に再燃の徴候を見逃して活動性が上昇し，発症時（▶*p.24* 図5-1 でいうところの③）の状態にまで進んでしまうと，再び入院してステロイド大量療法を行わなければなりません 図6-2 ① 。再燃した場合でも対応が早ければ（▶図5-1 でいうところの③よりも①に近いほど），

①再度の寛解導入療法（入院）が必要な場合

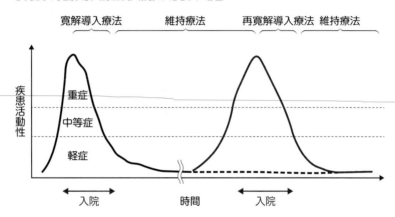

②維持療法の調整（外来診療）で対応できる場合

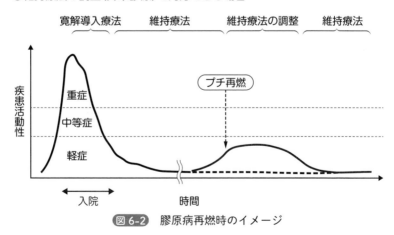

図 6-2　膠原病再燃時のイメージ

JCOPY 498-02716

ステロイド薬を増量しなくても（それ以外の薬剤の調整で）再び寛解に導くことができる可能性が高くなります 図6-2② ．ステロイド薬の維持量を極限まで下げようとすると，どうしても「プチ再燃」（筆者の造語）からは逃れられません．何かしらの再燃徴候がみられたばかりの時点（プチ再燃の段階）で治療薬を調整し，マーカーの経過をみながら有効な薬剤を見定め，それでうまくいけばさらなるステロイド薬の減量を目指します．ただしうまくいかなければステロイド薬の（できれば最小限の）増量で対応します．再燃のリスクを回避するために無理にステロイド薬を減量しないという考え方もありますが，使用可能な治療薬が残っている場合は試してみたいところです．とはいえ，膠原病発症時の活動性や重症度が高かった場合などはしばらく無理をしない（ステロイド薬を急いで減量しない）ということもあります．ここでもやはり症例に応じた柔軟な対応が必要なのです．

▶新たな病状の鑑別時に有用

　膠原病の治療中に，薬剤の副作用や膠原病以外の疾患が出てくることがあります．一方で膠原病は全身疾患ですので，これまでにはなかった症状が出てきた場合はそれが膠原病由来である可能性も常に考えなければなりません．膠原病由来かどうかを見定める際に役立つのが病勢マーカーの推移です．病勢マーカーのどれかひとつにでも活動性の上昇がみられるような場合には，新規の病状も膠原病由来である可能性を疑わなければなりません．ただし最も重要なことは他の原因を除外することですので，実際には鑑別に必要な情報を集めて総合的に判断することになります．

②病勢マーカーに関する注意点

- 同一疾患であっても患者ごとに病勢マーカーの組み合わせは異なります．そして同じ臓器の病変でも障害の性質によって指標が異なる場合があるので，病勢マーカーは臓器単位ではなく具体的な項目をリストアップしておくべきです．

- 治療を開始すると所見が軽減/消失してしまうので，**すべての病勢マーカーは治療開始前に見定めておく必要があります**．可能な環境/状況であればですが，膠原病が疑わしい場合は中途半端に治療介入することを避け，早めに専門医に相談するのが理想的です．

- 高感度で病勢マーカーの経過を追うために，いずれのマーカーも可能な限り数値で（定量的に）表します．痛みや倦怠感などの自覚症状は「1 から 10 で表現したら？」などと問うとよいです．特にご高齢の方の場合は数値（ご本人にとっての基準）が変動する傾向があるので，「前回は 6 でしたが今日は？」などと聞けば答えやすくなり，外来診療の時間短縮にも繋がります．

- 不可逆的な臓器障害をきたした場合などは，膠原病が寛解に至ってもマーカーは必ずしも正常化しません．たとえば腎病変の場合，発症早期であれば寛解導入により腎機能に関連する検査値も改善しますが，すでに不可逆的な障害を伴っていたら正常化には至りません．病勢マーカーが正常化しないからといって「膠原病治療を強化する」「ステロイド薬を減量しない」のは正しい判断だとは限らないということに注意しましょう．

- 不思議なことに，発症時にはみられなかった（膠原病による）臓器病変が経過中に新規に出現することがあります．薬剤，加齢，その他の環境要因によって免疫異常の性質が変化するということもあるのでしょう．**膠原病の評価項目は固定化せず，常に幅広く診る**という姿勢が求められます．

- 薬剤や他の併存症が病勢マーカーに影響を及ぼすことがあります．たとえば感染症を併発して発熱や CRP が上昇するような場合，その期間中は発熱や CRP は膠原病の病勢マーカーとしては使えません．「IL-6 阻害薬は CRP を強制的に陰性化するため投与中は CRP が膠原病の疾患活動性を反映しにくくなる」「線維筋痛症▶*p.142* 第 13 章 4-② を合併すると関節の圧痛が必ずしも関節炎の活動性を反映しなくなる」などという場合もあります．

JCOPY 498-02716

関節リウマチ治療の考え方

（研修医向け）

　膠原病疾患はいずれも病態に多様性があることを実感しますが，中でも 関節リウマチ ▶第9章1 *p.77* は特に免疫学的多様性に富みます 図 7-1 ．たとえば「関節炎のみ（自己抗体陰性）」というような自己炎症寄り（ 膠原病マップ の上寄り）の病状から，「関節炎＋自己抗体陽性＋深部病変（間質性肺炎など）」というような自己免疫寄り（下寄り）の病状までと，表現型に幅があります．上寄りと下寄りの場合のそれぞれの臨床的特徴（▶*p.21* 表4-1 の考え方などに基づく私見）を 図 7-1 にまとめています．

　免疫学的多様性を反映してか，保険診療で利用できる薬剤も多種多様です．特に分子標的薬は，関節炎症候群という自己炎症寄りのカテゴリーに属する疾患でありながら，自己炎症寄りの分子を標的とする薬剤だけでなく自己免疫寄りの分子を標的とする薬剤が有効性を発揮することもあります▶*p.32* 表5-3．これだけ多様な膠原病治療薬が利用できるのは関節リウマチくらいです．患者数が多いから研究・創薬が進んでいるという側面もありますが，症例ごとでの病態のバリエーションが豊富である点も理由のひとつだと思っています．

　本章では関節リウマチ治療を解説しますが，あくまでも「膠原病論的な考え方」であり，実践的な治療の手順を示すものではありません．薬剤の有効性の見地から，症例ごとの病態イメージを紹介していきます．

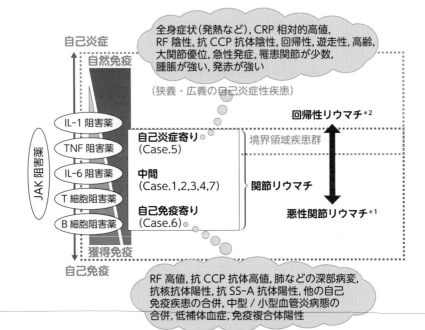

図 7-1 関節リウマチの免疫学的多様性のイメージ

＊1 自己免疫寄りの関節リウマチのことをすべて悪性関節リウマチと呼ぶと
　　いう意味ではなく，悪性関節リウマチに至るような場合は免疫学的に自
　　己免疫寄りであるという意味です．

＊2 回帰性リウマチは関節リウマチの範疇から（上方に）外れた位置付けです．

1　薬剤の有効性から関節リウマチ病態を イメージする

　　図 7-2 には治療反応パターン別の関節リウマチ病態イメージ（7つ）
をまとめています．以下，パターン別に解説します．

Case.1　メトトレキサート有効例

　　狭義の免疫抑制薬に区分されるメトトレキサート（MTX）は関節リ
ウマチ治療において最も重要視されている薬剤であり，禁忌がなければ

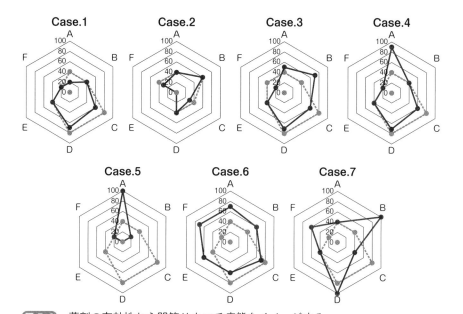

図 7-2 薬剤の有効性から関節リウマチ病態をイメージする
実線（赤）は病態を構成する火種の強さを，点線（グレー）は薬剤（Case2 は免疫
調節薬，Case2 以外は狭義の免疫抑制薬）の各火種への抑制作用の強さを表現した
ものです．

　はじめから投与するものとされています．他の狭義の免疫抑制薬と同様
に MTX への反応は患者ごとでさまざまで，無効/部分的有効/有効の場
合があります．

　MTX 有効例の場合，病態を形成する火種の大きさがいずれも MTX
の抑制できる範囲内に留まっている，というイメージになります．
MTX が著効するときは一度投与しただけでも効果が実感できますが，
その場合は病態の多くの火種が MTX の一次的効果▶*p.33* 第 5 章 2-④の
範囲内にあるものと考えます．時間がかかって効果が出てくる場合は二
次的効果が寄与することで治療効果がピークに達したものと考えます．
疾患活動性が高い場合は，少量のステロイド薬を併用して火種のベース
ラインを下げて（症状を緩和させて）おき，MTX の効果発現を待つこ
ともあります．

Case.2　免疫調節薬有効例

　　　免疫調節薬は狭義の免疫抑制薬の力価が全体的に小さくなったものと考えます▶*p.28* 第5章2-②．狭義の免疫抑制薬と同様に反応には個人差があります．火種への抑制作用が相対的に弱い分，狭義の免疫抑制薬よりも効果が得られにくい傾向はあるものの，安全性の面では大きなアドバンテージ（易感染の副作用がない）があります．活動期（寛解導入）には広義の免疫抑制薬が必要だったとしても，安定期（寛解維持）には免疫調節薬をうまく活用して免疫抑制作用のある薬剤の減量/中止を目指すのが理論上は好ましいといえます．

　　　関節リウマチを発症しても疾患活動性がそれほど高くなく，火種の勢いが免疫調節薬の力価の範囲内にある場合は単剤でも十分寛解に至るということになりますが，現在の標準治療としては MTX が第一選択である点は知っておく必要があります．

Case.3　メトトレキサート効果不十分例①

　　　十分量の MTX が効かないということは，その患者の病態を成す火種の種類や大きさが，MTX が抑制する範囲から逸脱していることを意味します．臨床的に部分的効果がみられている（火種の一部を抑えている）場合は，通常 MTX を継続した上で他剤を追加して不足分を補います．図7-2 の Case.3 は，免疫調節薬の併用により寛解が達成できる場合の病態イメージです．実際には何が有効なのかは投与してみなければわかりませんので，はじめから最適な薬剤を選択できるとは限りません．もし追加した薬剤が無効なら他の薬剤に切り替えます．追加した薬剤も部分的効果に留まり疾患活動性が残る場合はさらに他の薬剤を上乗せするということもあります．

　　　MTX 無効例，つまり十分量まで増量しても臨床的に全く効果がみられないときは中止して他剤に変更する，というのが当たり前のように思われるかもしれませんが，必ずしもそうではないということを次に説明します．

JCOPY 498-02716

Case.4＋Case.5 メトトレキサート効果不十分例②

　MTX では抑えられないような強い火種がひとつだけ残っているような場合は，その火種をピンポイントで抑えるような生物学的製剤を加えることで解決します（ 図7-2 の Case.4）．この場合は MTX を継続したまま生物学的製剤を追加することに疑問はないと思いますが，Case.5 のように生物学的製剤単独療法でも抑えられるような場合（第 5 章でいうところの▶p.25 図5-2 のイメージ）においても原則として MTX を継続しながら生物学的製剤を使用することになっています．つまり，臨床的に効果を全く実感できていない場合でも MTX を継続するわけです．その理由は以下の通りです．

①臨床的には Case.5 のような病態だと思っていても，実感できないレベルで（Case.4 のように）MTX が火種を部分的に抑えている可能性があります．

②生物学的製剤がからだに投与されるとそれに対する中和抗体が産生され，たとえはじめはよく効いていても徐々に効果が減弱してしまうことがあります（二次無効と呼びます）．MTX にはこの中和抗体の産生を抑える働きがあるようで，MTX 併用により（生物学的製剤単独療法の場合よりも）生物学的製剤の効果が長続きしやすくなることが知られています．ちなみに，生物学的製剤を投与してもはじめから全く効果がみられない（病態を成す火種を標的とする薬剤を選択できていない）場合は，（先程の二次無効に対して）一次無効と呼びます．

③免疫系は互いに作用し合っているため，ひとつのシグナルを強力に抑制するとバランスが乱れて別のシグナルが逆に活性化してしまうということがあります．逆説的反応（paradoxical reaction）と呼ばれ，「TNF 阻害薬投与後の乾癬発症」などが有名です．ちなみに二次無効といえば前述の中和抗体による機序が知られていますが，実は逆説的反応に似た機序で生じる二次無効というものもあって，MTX のような薬剤にはこれを予防する働きもあるのではと思っています．

　ただし，実臨床では MTX が使用できない場合（例：血液・肝・腎・

肺などの臓器に問題がある場合や妊婦など）に生物学的製剤単剤での治療に踏み切ることもあります．Case.5 のパターンであれば著効するだけでなく，長期にわたり二次無効もなく経過するということもありますが，現状では MTX の使用が可能な場合，（生物学的製剤単剤療法は）標準的ではないことを心得ておきましょう．

Case.6 大量のステロイド薬が必要な症例

（生命に関わる）深部臓器の病変を伴うなどの獲得免疫異常が強い場合（▶p.24 図5-1 のイメージ）は多くの火種が活性化しているので，これらを確実かつ迅速に一網打尽にするために大量ステロイド薬での寛解導入を目指します．

Case.7　JAK 阻害薬有効例

　　MTX やその他の薬剤では抑えられないような強力な火種がひとつだけ残っている場合は（その火種を標的とする生物学的製剤が存在するならば）生物学的製剤を追加すれば良いのですが（Case.4），強力な火種が2つ以上残っている場合の対応はこれまでのアンメットニーズでした．生物学的製剤を複数用いることは認められていないので，かつてはこれらを抑えるには（狭義の免疫抑制薬や免疫調節薬の併用療法でも制御できなければ）ステロイド薬を使用するしかありませんでした．

　　JAK 阻害薬は比較的新しい区分の分子標的薬です．後述するように**JAK 阻害薬は生物学的製剤と狭義の免疫抑制薬の両者の特性を有する薬剤**▶p.31 図5-4 です．強力な火種が複数残っていてもそれらが JAK を介したシグナルに依存するものであれば，JAK 阻害薬によって劇的に抑えることができます．

2　JAK 阻害薬とは

　　分子標的薬は生物学的製剤と JAK 阻害薬に大別されます▶p.29 表5-1．生物学的製剤の多くは抗体製剤であり，サイトカイン（あるいは

JCOPY 498-02716

その受容体）や免疫細胞の表面分子に特異的に結合してその働きを抑えます．高分子であるため注射で投与します．JAK 阻害薬は経口可能な低分子の薬剤です．細胞膜を通過し，細胞内で JAK というリン酸化酵素を特異的に阻害することにより，これを介した細胞内シグナル伝達（JAK-STAT 経路）を強力に抑えます．

JAK 阻害薬はたしかに JAK シグナルを標的とした分子標的薬ではあるものの，JAK シグナルにはいくつかの種類があり，それらに関わるサイトカインも多数存在するので，生物学的製剤のような単一シグナル阻害薬とはいえません．特定のシグナル（JAK シグナル）を特異的かつ強力に抑えるという分子標的薬の特徴を有しつつ，一方でさまざまなシグナルを同時に抑制するという狭義の免疫抑制薬の特徴も有するという，これまでにない特性の薬剤です．実際に，多くの既存薬に抵抗性を示すような症例にも劇的な効果を発揮することがあります．薬剤の特性上，さまざまな免疫異常に対応できる可能性を秘めているので，今後関節リウマチのみならず他の免疫疾患への有効性も示されていくことが予想されます（すでにいくつかの疾患での使用が保険適用となっています）．

さまざまなシグナルを強力に抑えることから当初は安全性に懸念がありましたが，臨床試験では既存の分子標的薬（生物学的製剤）と同等の安全性（と有効性）であることが証明され，実用化に至りました．逆にいえば，他の分子標的薬と同様に感染症をはじめとする有害事象には十分な注意を要します．

以下は余談です．筆者は大学院生時代に JAK 阻害薬の作用機序を探る研究を行っていました．患者由来の滑膜組織や免疫細胞に対する直接作用の評価を行う中で，その強力な抑制作用を目の当たりにすることになりました[2]．難敵である膠原病に立ち向かう上での味方として頼もしく感じられたのと同時に，はたしてこんな薬を患者に投与しても大丈夫なのかという思いもありました．幸いなことにその不安は杞憂に終わり，今では臨床現場での強力な武器になっています．

3 関節リウマチにおける各分子標的薬の位置付け

図7-1 では，関節リウマチが免疫学的に多様であることと，それぞれの位置付けに相性が良いと思われる分子標的薬を示しています．上方ほど自己炎症寄りであり，つまり病態に関わる火種が少ない傾向があるので，分子標的薬自体の重要度が高まるものと考えます▶*p.31* 第5章2-③.

IL-1 阻害薬や TNF 阻害薬は自己炎症寄り，T 細胞阻害薬や B 細胞阻害薬は自己免疫寄り，IL-6 阻害薬はその中間の位置付けだと考えています．IL-6 阻害薬は自己炎症寄りの疾患にもよく効く▶*p.32* 表5-3 一方で，自己免疫寄りの病態にも効果を発揮することがあるので（自験例[3]を含めてさまざまな報告がありますが保険適用上は使用できません），位置付けとしてはその中間にしています．JAK 阻害薬はカバー力が高いため関節リウマチ病態全域に幅広く作用する可能性を秘めていますが，最も得意とするのは中間あたりです．同様に MTX も中間領域に最も相性が良い薬剤です．

どの病態にも対応できる JAK 阻害薬は一見有利にみえます．実際のところそのカバー力は非常に魅力的です．このようなタイプの薬剤が今後数多く出揃えば，たとえば 膠原病マップ 下方の（本来大量ステロイド薬による網羅的な治療が必要な）病態に対しても，ステロイド薬に頼らずに治療ができるような時代が来るのかもしれません．しかしその一方で，広域だからこその問題が潜んでいる可能性はまだ否定できません．抗菌薬のように狭域の方が望ましいのではという臨床医としての漠然とした感覚もあります．ただしこのような JAK 阻害薬に対する負の印象は，他の分子標的薬（生物学的製剤）と比べて新しい（長期使用時の安全性に関する情報が不足している）ということにも起因します．今後安全性の検証に加えてさまざまな研究が行われることで，関節リウマチ治療における JAK 阻害薬やその他の分子標的薬の位置付けが鮮明になってくるものと思われます．なお，IL-1 阻害薬と B 細胞阻害薬は関節リウマチにおいては本邦未承認のため解説を割愛します．

JCOPY 498-02716

4 分子標的薬使用時のメトトレキサート併用について

「生物学的製剤使用時のMTX併用」については第7章1のCase 4, 5 ▶*p.49*のところで触れましたが，ここではまた別の切り口での解説を加えます．分子標的薬のうち，TNF阻害薬とT細胞阻害薬はその効果を最大限にするにはMTXの併用が必要だと（臨床研究の結果から）考えられています．IL-6阻害薬やJAK阻害薬も同様に併用することが望まれますが，単剤でも十分な効果を発揮することが報告されています．それはなぜでしょうか．

関節リウマチ患者の中で最も多い病態は「中間」図7-1であり，「自己炎症寄り」と「自己免疫寄り」は相対的に少なめです．そのため「中間」病態と相性が良い薬剤（MTX，IL-6阻害薬，JAK阻害薬）は，大勢のデータを解析する臨床研究では有利です．TNF阻害薬やT細胞阻害薬も，症例レベルでみれば単独投与でも十分に効く症例はいるものの，全体の中では少数派であるため臨床研究ではどうしても不利であり，そのためMTX併用の貢献度が高まります．MTX併用の貢献度が分子標的薬の種類によって異なる理由はいくつかあげられます（作用機序の観点から説明がなされるのが一般的です）が，それぞれの薬剤の相性の良い患者集団の大きさの違いというのも関与しているのだと考えています．

5 有効性 vs 安全性

本章では関節リウマチ治療を主に有効性の見地から論じていますが，実臨床では安全面（副作用）にも十分配慮して薬剤の組み合わせを考えます．たとえば腎障害がある場合，腎排泄性の薬剤や腎毒性のある薬剤の優先順位は下がります．さらには経済面なども考慮に入れる必要があるため，当然のことながら患者の意向も治療内容に反映させます．つまり疾患レベルで「有効性」の観点から過不足のない治療を組み立てつつ，患者レベルで「安全性」などの観点から（併存症などに応じて）調

整を加えるというイメージです.

　有効性 vs 安全性のどちらを重視するかは病状次第です. 急速進行性の重要（深部）臓器病変を呈する病状の場合は速やかに免疫異常を抑えなければ生命の危機に繋がるので有効性を重視します（安全面への配慮の重要度が下がります）が, 浅部病変に留まる場合は安全面への気配りの重要度が上がります. だからといって浅部病変中心の場合はのんびり治療すれば良いというわけではありません. 日々の生活の質が落ちないように苦痛をできるだけ早く取り除かなければならないということに加え, 病態の複雑化（難治化）, 骨破壊の出現/進行, 負情動の増強▶
p.142 第13章4-②などのリスクを避けるためにも, できるだけ早期の寛解導入を目指さなければなりません.

6 ▶ 図7-1 の注意点

　図7-1 に自己炎症寄り/自己免疫寄りのそれぞれの臨床像や分子標的薬の位置付けをまとめていますが, これらはあくまでも主に本書の理論で導き出された私見です. 本書の理解を深めていただく上で有用であり, 経験上も大きく間違った内容ではないと思っているので載せましたが, 本書の他の内容と同様に, 正しいことが証明されている情報ではありません. 残念ながら現状では臨床像からどの薬剤が効くのかを確実に予見することはできないので, 実際の診療では本書の内容を盲信して薬剤選択をするのではなく, 標準的だとされている治療を優先してください.

　ただし, 薬剤の選択は主治医の判断に委ねられている部分も大きいので, 標準的な診療の流れから逸脱するものでなければ本書の価値観を採用していただいても良いのかもしれません. プレシジョン・メディシンの研究は現在数多く行われているので, 今後はより確実な薬剤選択が可能になっていくのだろうと信じています.

JCOPY 498-02716

各論1：抗核抗体関連症候群

　抗核抗体は，核の何らかの成分に対する自己抗体の総称です．膠原病の中には抗核抗体陽性が特徴である5つの疾患があり，これらを抗核抗体関連症候群にカテゴライズします．自己抗体陽性に加え深部臓器病変を伴いやすいことから獲得免疫系の異常を併せ持つ▶*p.21* 表4-1 ことがわかるので，膠原病マップ A では最も下方（自己免疫寄り）に配置しています．さらに抗核抗体関連症候群は，①自己炎症要素が強いもの，②線維化病態と血管障害が目立つもの，③リンパ増殖性疾患の要素を持つもの，とに大別されます 図8-1 ．

　抗核抗体関連症候群を学ぶ際にまず立ちはだかるのが疾患特異的な自

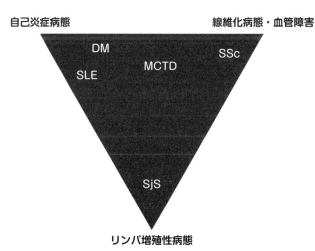

図 8-1　抗核抗体関連症候群の各疾患の位置付け
SLE: 全身性エリテマトーデス，DM: 皮膚筋炎，
MCTD: 混合性結合組織病，SSc: 全身性強皮症，
SjS: シェーグレン症候群

己抗体と皮膚病変▶*p.151* 表 14-1 ですが，これらは観念して丸暗記する
に限ります．医学生の皆様は，少しの時間を割いてこれらを覚えておけ
ば以後の学習が楽になると思います．

抗核抗体検査とは

　プレートに固定した検査用の細胞（細胞内部に抗体が侵入できるよう
に細胞壁は破壊済み）に患者血清を曝します．抗核抗体が存在すれば細
胞内の核や細胞質に結合するので，蛍光標識した二次抗体でその抗核抗
体を発色させ（間接蛍光抗体法），検査技師が蛍光顕微鏡で観察して陽
性か否かを判定します．血清をまず 40 倍で希釈して反応させ，これで
染まる場合は陽性となります．そして 80 倍，160 倍，320 倍と希釈して
いき，陽性となる最終希釈倍率の数値が結果として出されます．40 倍
希釈では健常人でもおよそ 3 割が陽性になるため 160 倍希釈（健常人で
の陽性率は 5 ％程度）をカットオフとする考え方もありますが，実際に
は健常人と患者とを分ける明確な基準はありません．そもそも，抗核抗
体を含む自己抗体検査はいずれも偽陽性や偽陰性の場合があるのであく
までも参考所見に過ぎず，診断に際しては総合評価が優先されます．た
とえば，他の所見から抗核抗体関連症候群が疑われる中での抗核抗体陽
性であれば 40 倍でも臨床的意義がありますが，逆にそのような所見を
欠く場合はたとえ 160 倍以上だとしても（その時点では）臨床的意義に
乏しいと考えることになります．

　希釈倍率（定量値）が高いほど自己抗体価も高濃度で疾患活動性が高
いように思われるかもしれませんが，必ずしもそうではありません．抗
核抗体定量値を左右するのは自己抗体の濃度だけではなく，検査に用い
る細胞内の各抗原の発現量にも左右されます．細胞内の発現量が少ない
抗原に対する自己抗体の場合はたとえ高濃度であっても抗核抗体定量値
は低くなりますし，逆に発現量が豊富であれば自己抗体が低濃度でも抗
核抗体定量値は高くなります．少なくとも自己抗体の種類を無視して抗
核抗体定量値と疾患の重症度を関連付けることはできません．

　ちなみに抗核抗体に区分される自己抗体の多く（抗 dsDNA 抗体など

JCOPY 498-02716

の一部を除きます）は，それ自体の病原性については否定的な考え方が
主流のようですので，その機序までは深く考えずにとりあえず丸暗記す
るというのが得策です．

抗核抗体の染色パターンと対応する疾患特異的自己抗体

抗核抗体陽性の場合，希釈倍率（定量検査）とともに染色パターン
（定性検査）が報告されます．抗核抗体の種類によって結合する抗原の
細胞（核）内の分布が異なるので，細胞のどこが染まるかを知ることで
大体どの抗体が陽性なのかが予測できます 表 8-1 ．この染色パターン
と臨床所見から対応抗原を推測し，それに対する自己抗体を検査します．

染色パターンは検査技師による主観的な判断に基づくため，絶対的な
ものではないことを心得ておく必要があります．複数の自己抗体が混在
すると染色パターンの判別の精度が落ちるということもあります．

また「抗核抗体」という名前ではありますが，**細胞質や核膜に対する
自己抗体も検出します**．とはいえ，やはり核の成分に対する自己抗体の
検出を得意とするので，**細胞質に対する自己抗体では抗核抗体検査で陰**

表 8-1 抗核抗体の主な染色パターンと対応抗原（保険診療で測定できるものに限る）

染色パターン	対応抗原	疾患
均質型 (homogeneous)	dsDNA	SLE
辺縁型 (peripheral)	dsDNA	SLE
斑紋型 (speckled)	Sm U1-RNP SS-A, SS-B Scl-70 TIF-1γ, Mi-2	SLE MCTD SjS SSc PM/DM
核小体型 (nucleolar)	RNA ポリメラーゼⅢ	SSc
散在斑紋型 (discrete speckled)	セントロメア	SSc, SjS
細胞質型 (cytoplasmic)	ARS, MDA5 SS-A	PM/DM SjS

SLE: 全身性エリテマトーデス，PM/DM: 多発性筋炎/皮膚筋炎，
MCTD: 混合性結合組織病，SSc: 全身性強皮症，SjS: シェーグレン症候群

性と判定されることがあります．抗 SS-A 抗体（シェーグレン症候群）や抗 ARS 抗体（多発性筋炎/皮膚筋炎）の対応抗原は細胞質の成分なので（厳密には SS-A は核内にもあるようですが），それぞれの疾患を疑う場合はこれらの疾患特異的自己抗体も抗核抗体検査とともに提出するようにしています．

　余談です．保険診療では測定できませんが抗 DFS70 抗体という，健常者において比較的陽性になりやすい（膠原病患者では健常人よりも陽性率が低い）とされる自己抗体があるようです．このような自己抗体が存在するのだということと，この場合の染色パターンが「均質型＋斑紋型」であることを知っておくと，日常診療で役に立つことがあるかもしれません．

1　全身性エリテマトーデス（systemic lupus erythematosus： SLE）

▶本疾患の要点
- 主な浅部病変: 皮膚，関節，漿膜，消化管
- 主な深部病変: 腎，血球，神経
- 自己抗体: 抗 Sm 抗体，抗 dsDNA 抗体

　自己免疫寄りのカテゴリーである抗核抗体関連症候群でありながら，本疾患は自己炎症病態を反映した病状も目立ちやすい疾患です．膠原病疾患はいずれも自然免疫異常が基礎にあるものですが，本疾患では相対的に強い印象があります．いきなりややこしくなってしまい恐縮ですが，本疾患や次に紹介する皮膚筋炎の病状を理解する上で有用なのでこのような表現をすることをお許しください．

①浅部病変

　皮膚・粘膜病変である蝶型（頬部）紅斑や口腔内潰瘍などの所見は暗記しておきましょう．

JCOPY　498-02716

消化管病変（ループス腸炎）をきたすと腸管が肥厚してCTでドーナツ状にみえたりしますが，発症早期は表面（内視鏡所見）上は変化に乏しいことも多く，見た目が派手な炎症性腸疾患（第11章▶p.114で紹介する広義の自己炎症性疾患のひとつ）とは対照的です．SLEは強い自己炎症的特性を有し，それにより消化管病変をきたすとはいえ，本質的には炎症性腸疾患よりもかなり自己免疫寄りの疾患であるため，同じ臓器の病変でも表現型が異なるのでしょう．ループス腸炎では，炎症性腸疾患に比べて腸管壁の「深部」に炎症の主座があるために表面上の所見が乏しいのだと考えています．…このような本書独特な考え方はわかりにくく感じられるかもしれませんが，きっと徐々に慣れてきますので，どうぞ辛抱してお付き合いください．

② SLE と皮膚筋炎では自己炎症病態が強いと考える理由

- 本疾患や皮膚筋炎ではケブネル現象がみられます．ケブネル現象とは機械的刺激を加えたところに皮疹が誘発される現象を指します．（浅部臓器である）皮膚の過敏性を示唆するものなので，自然免疫系の異常を色濃く反映した反応だと考えられます．自然免疫系は「微生物への曝露」「組織の微小損傷」「局所の生体力学」に反応しますが[4]，ケブネル現象は中でも「組織の微小損傷」への過剰な反応をみたものといえます．実際にケブネル現象は自己炎症寄りの疾患である成人スティル病▶p.127 第12章2や乾癬▶p.82 第9章2-②でも観察されます．SLEの特徴のひとつである日光過敏は，日光という刺激に対するケブネル現象だと考えます．蝶型紅斑も，その部位が露光部であることから日光過敏の要素も関与する皮疹だと思っています．

- 本疾患と皮膚筋炎では，他の抗核抗体関連症候群と比べて（浅部病変である）関節炎が強い印象があります．実際にこれら2疾患の診断基準には「関節炎」の項目がありますが，全身性強皮症やシェーグレン症候群には含まれていません（混合性結合組織病ではSLE様所見として含まれています）．

- 同様に，（浅部病変である）皮膚病変の病状も強い傾向があります．

治療により深部病変などの他の病状が落ち着いているにもかかわらず皮膚病変だけが残存して対応に苦慮することもあります．ステロイドパルス療法にも不応の皮膚病変（他の病変は改善）を呈した SLE 症例を経験したこともあります[5]．

● 自然免疫系細胞のマクロファージの働きが過剰になることによるマクロファージ活性化症候群（macrophage activating syndrome：MAS^{マス}）を合併することがあります．MAS を伴いやすい他の膠原病疾患の代表が広義の自己炎症性疾患のひとつである成人スティル病▶*p.127* 第12章-2だということを鑑みても，自然免疫異常の要素が強いことが示唆されます．MAS ではフェリチンが著増しますが，これはマクロファージの異常な活性化を反映したものと考えられます．ちなみに，たとえ高熱を呈していても，あるいは浅部病変が強く現れていても，SLE ではどういうわけか CRP が相対的に低値であることが知られていますが，MAS（通常 CRP が高値です）を合併してもやはり CRP は低めということが多いようです[6]．

③深部病変

第4章3-①▶*p.17*で紹介したように膠原病で標的になりやすい深部臓器といえば肺と腎臓ですが，本疾患では特に腎病変（ループス腎炎）が問題になります．主に糸球体が標的になり，急速進行性糸球体腎炎をきたすこともあります．糸球体が障害を受けると尿蛋白や尿潜血が出現するので，SLE 診療では（でも）血液検査に加えて尿検査が欠かせません．

腎臓以外の標的深部臓器としては血球（白血球・赤血球・血小板）と神経を覚える必要があります（このあたりは覚えるしかありません…）．

ここで，血球が「免疫学的には深部臓器」（免疫異常の標的になる場合には獲得免疫異常が深く関わる臓器）だと考える2つの理由を紹介しておきます．

　・「膠原病マップ B」（巻頭）をみると，血球に（免疫異常による一次性の）病変が生じるのは自己免疫寄りの疾患に限られます．

JCOPY 498-02716

・免疫異常によって直接的に血球が障害される場合，それぞれの血球に対する自己抗体により（Ⅱ型アレルギーの機序で）破壊されるのが主たるメカニズムです。

神経も基本的には深部臓器だと考えていますが，自己炎症寄りの疾患であるベーチェット病でも病変がみられるなどの浅部臓器らしい側面もあるので，膠原病マップ B では浅部臓器に隣接させています（このあたりの見解は▶p.126 第12章1-②でも少し触れています）。本疾患では特に中枢神経病変が問題になることが多く，かつては中枢神経ループス（CNS ループス）と呼ばれていましたが，最近では末梢神経病変も含む NPSLE（neuropsychiatric SLE）という呼称が用いられています．

④その他

血液検査上の特徴的所見として低補体血症や免疫複合体陽性が知られています．自己抗原と自己抗体が結合した免疫複合体が組織に沈着し，これに反応した補体が活性化することで現場の組織を傷害する（Ⅲ型アレルギー機序）ためです．

抗リン脂質抗体症候群▶p.134 第13章2と本疾患は合併することが多く，免疫学的位置付けが近いものと考えられます．

治療には免疫抑制療法が必要であり，寛解導入療法▶p.36 第6章1-①を行った後に維持療法▶p.37 第6章1-②を行うことになります．

2　多発性筋炎/皮膚筋炎（polymyositis/ dermatomyositis： PM/DM）

▶本疾患の要点

● 主な浅部病変：皮膚，関節
● 主な深部病変：筋，肺
● 自己抗体：抗 ARS 抗体，抗 MDA5 抗体，抗 TIF1-γ 抗体，抗 Mi-2 抗体

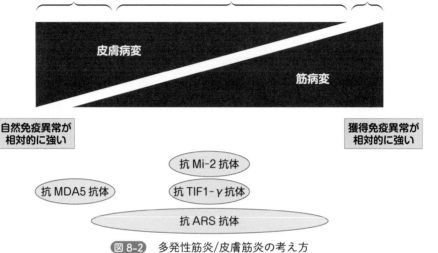

図 8-2 多発性筋炎/皮膚筋炎の考え方

皮膚筋炎はその名の通り皮膚と筋の病変が特徴的な膠原病疾患です.
皮膚病変が主体のタイプと筋病変が主体のタイプに分けられますが,こ
れらは連続性のものであり, 図 8-2 のようなスペクトラムで表現され
ます. 皮膚病変を欠くものは多発性筋炎と呼ばれます.

皮膚筋炎は SLE と同様に(抗核抗体関連症候群の中では相対的に)
自己炎症病態が強く, 皮膚・関節病変が目立ち, 高炎症を反映して
CRP が上昇しやすい傾向があります(SLE で CRP が低値なのは例外
的です). 抗核抗体関連症候群で CRP が上昇するのは本疾患くらいで,
実際に「CRP 上昇」が診断基準の項目に含まれるのも(抗核抗体関連
症候群では)本疾患だけです.

①浅部病変

特徴的な皮膚病変としてヘリオトロープ疹, ゴットロン徴候が有名で
すが, いずれもケブネル現象を反映したものだと考えています. 前者は
眼球運動, 後者は手指の関節運動という機械的(摩擦)刺激で誘発され
た自然免疫系細胞の活性化に起因します. 機械工の手(日常生活で手指

JCOPY 498-02716

に加わる刺激），ショール徴候（紫外線刺激や衣服による刺激），V徴候（紫外線刺激）といった皮膚病変もすべてケブネル現象で説明可能です．SLEの皮疹として有名な蝶型紅斑がみられることもあります．2020年（第114回）の医師国家試験でも蝶型紅斑を呈した（若年性）皮膚筋炎の症例が出題されていました．

②深部病変

筋病変は免疫学的には深部病変だと考えています．症状は近位筋（四肢近位筋，頸筋，咽頭筋，体幹）に現れやすいですが，遠位筋にも炎症は及びます．

（腎臓に病変が好発するSLEに対して）本疾患では肺病変が問題になります．本疾患を含め，**膠原病疾患の肺病変の多くが間質性肺炎**という形で現れます．急速進行性のものから緩徐進行性のものまでさまざまです．このうち線維化が主体の（炎症要素が乏しい）ものを肺線維症と呼ぶこともありますが定義は曖昧のようです．さて，本疾患の肺病変もさまざまな経過を辿りますが，注意すべきは**急速進行性の致死性/難治性の間質性肺炎をきたすことがある点**です．特に筋症状が乏しい場合にこのタイプの間質性肺炎を起こしやすいことが知られています．

③筋炎特異的自己抗体

保険診療で測定できる筋炎特異的自己抗体は（抗Jo-1抗体を除けば）4つ（抗ARS抗体，抗MDA5抗体，抗TIF1-γ抗体，抗Mi-2抗体）あります．抗ARS抗体陽性例では発熱や関節炎，レイノー現象，機械工の手，間質性肺炎を伴いやすく，抗ARS抗体症候群とも呼ばれます．**抗MDA5抗体陽性例は急速進行性間質性肺炎を伴いやすいため**，迅速な対応を迫られることも多いです．抗TIF1-γ抗体陽性例は悪性腫瘍を伴いやすく，抗Mi-2抗体陽性例では典型的な皮膚病変を伴いやすい傾向があります．

抗ARS抗体には抗Jo-1抗体を含む少なくとも6つの自己抗体が内包されますが，2014年に保険収載された抗ARS抗体検査が検出できる

のはそのうちの 5 つ（抗 Jo-1 抗体，抗 PL-7 抗体，抗 PL-12 抗体，抗 EJ 抗体，抗 KS 抗体）だけなので，たとえ陰性でも実際には陽性ということが（稀ながら）あり得るということになります．抗 ARS 抗体が陽性だと判明してもそのうちのどの自己抗体が陽性なのかまではわかりません．抗 ARS 抗体の種類によって臨床病型に多少の違いがあるので，陽性の場合には抗 Jo-1 抗体検査を追加して若干の絞り込みを行うこともあります．

④マクロファージ活性化症候群（MAS）

本疾患に MAS を伴う頻度は高くないものの，救命のためには迅速かつ強力な免疫抑制療法を要するので，合併症として認識しておくべきです．特に抗 MDA5 抗体が陽性で急速進行性間質性肺炎を伴うような場合に MAS 様病態を伴うことが多いようです．

深部病変である肺病変は主に獲得免疫異常を反映したものだとシンプルに考えたいところですが，やはり自然免疫異常も基礎に存在します．同じ肺病変でも原因疾患によって，あるいは（同じ疾患でも）患者ごとで自然免疫異常/獲得免疫異常のそれぞれの寄与度は異なりますが，本疾患（特に皮膚筋炎）の場合は相対的に自然免疫異常が強い傾向があり，ここに MAS 様病態が加わることで急速進行型（重症型）に発展するものと考えています．皮膚筋炎における肺病変の予後不良因子としてフェリチン高値があげられているのも，自然免疫異常の関与を反映したものといえます▶ *p.59* 第 8 章 1-②.

⑤悪性腫瘍の合併頻度が高い

本疾患に特有の臨床的特徴として，悪性腫瘍の合併が多いことが知られています．特に抗 TIF1-γ 抗体陽性例では要注意です（他にも悪性腫瘍合併に関連する自己抗体がありますが保険収載されていないので割愛します）．どのような因果関係なのかは不明ですが，どちらかといえば悪性腫瘍が上流（原因側）の場合が多いのではないかと考えています．①腫瘍随伴症候群という考え方がある，②悪性腫瘍の治療によって

JCOPY 498-02716

本疾患が軽快することがある，③本疾患の診断から数年までの間に悪性腫瘍がみつかることが多い（時間が経つほど悪性腫瘍合併リスクが下がる），がその理由です．

　腫瘍あるいは転移巣が原因でありながら，これらの物理的な影響によらない病状を総称して**腫瘍随伴症候群**と呼びます．腫瘍を契機として生じた自己免疫反応や腫瘍細胞が産生する生理活性物質の影響がその機序として考えられています．腫瘍随伴症候群には皮膚，関節，筋の炎症性病変も含まれており，つまり**膠原病様の病状を呈する場合**があります．それどころか膠原病として現れることもあり，その代表格が本疾患ですが，リウマチ性多発筋痛症▶p.86 第9章3や RS3PE 症候群▶p.88 第9章3-⑤も有名です．したがってこれらの膠原病疾患を疑った場合は腫瘍随伴症候群の可能性も考慮する必要があります．腫瘍随伴症候群によって生じた膠原病は治療への反応性が良くない傾向があるので，少なくとも難治性の経過を辿る場合はその可能性を考えなければなりません．

⑥多発性筋炎の類縁疾患（研修医向け）

　前述のように皮膚病変を欠く場合は多発性筋炎（PM）と表現しますが，PM と似た臨床像を呈する疾患として，免疫介在性壊死性筋症（immune-mediated necrotizing myopathy：IMNM）と封入体筋炎（inclusion-body myositis：IBM）の2つを紹介しておきます．

　これらは主に病理像の違いにより分類されていますが，IMNM は臨床的には（治療抵抗性の）PM だといえます．保険収載されていませんが自己抗体（抗 SRP 抗体や抗 HMGCR 抗体）も認められます．一方でIBM はステロイド薬の効果が乏しく，IMNM よりもさらに難治性です．自己抗体もみられず，臨床的には PM とはいい難いです．診断に際してはこれらを含めた筋疾患を区別しなければならないので，皮膚病変を伴わない「筋炎疑い」の場合には特に筋生検の重要度が高まります．

▶**本疾患の要点**

●線維化と血管（循環）障害が特徴的な抗核抗体関連症候群です.

●自己抗体：抗 Scl-70 抗体（抗トポイソメラーゼ I 抗体），抗 RNA
ポリメラーゼⅢ抗体，抗セントロメア抗体

　本疾患の病状は他の膠原病疾患とは趣が異なります.通常は免疫異常
に起因する各臓器の「炎症」によりさまざまな症状を呈します.本疾患
もその基礎には炎症病態がある（関節炎などもきたします）もののあま
り目立たず，一方で「線維化」と「血管障害」に起因する病状 表8-2
が前面に出てきます.

　線維化は炎症の成れの果てに生じる生体反応ですが，本疾患では炎症
病態（免疫細胞の活動）よりも明らかに線維化病態（線維芽細胞の活
動）が際立っています.つまり本疾患の線維化病態は（炎症病態も多少
は後押ししているものの）基本的に独立して過剰に活性化しているもの
と思われます 図8-3 .

　血管障害は他の抗核抗体関連症候群でもみられますが本疾患では特に
症状が強く，重症化/難治化しやすい傾向があります.血管収縮性の機
能的な（可逆性の）血管障害に加えて，線維化による器質的な（不可逆
性の）血管内腔の狭小化を伴うこともその要因として考えられます.

表8-2 　**全身性強皮症の症状**

	線維化	血管障害
皮膚	+	+
消化管	+	
肺	+	+
腎臓		+
心臓	+	

JCOPY 498-02716

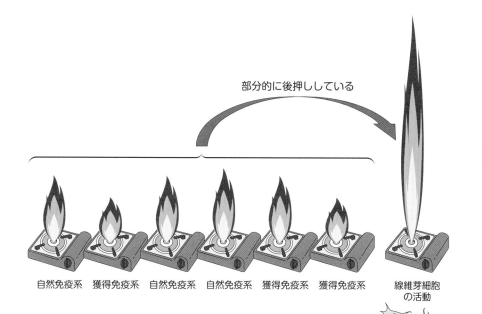

部分的に後押ししている

自然免疫系　獲得免疫系　自然免疫系　自然免疫系　獲得免疫系　獲得免疫系　線維芽細胞
の活動

図 8-3 全身性強皮症の病態イメージ

①線維化による病変

　皮膚が線維化により硬化することで，強皮症という名前の通り「皮膚
が強く（硬く）」なります．手指（四肢末端）から始まり，四肢や体幹，
顔面へと広がります．皮膚硬化が手指に留まるものを「限局皮膚硬化型
（limited cutaneous）SSc（lcSSc）」，全身に広がるものを「びまん皮膚
硬化型（diffuse cutaneous）SSc（dcSSc）」とよびます．一般に前者の
方が予後良好です．

　消化管の線維化が起きると蠕動運動や消化・吸収能が低下するため，
嚥下障害，胃食道逆流症，吸収不良症候群，偽性腸閉塞をきたします．
進行すると消化管からの水分・栄養摂取ができなくなり，在宅での中心
静脈栄養管理が必要になる場合があります．（線維化による）舌小帯の
短縮もよくみられます．

8

各論 1 ： 抗核抗体関連症候群

PM/DM と同様に肺病変（間質性肺炎）がみられますが，（炎症よりも）線維化の要素が強く，慢性の経過で拘束性呼吸機能障害が進行することが多いです．

心筋の線維化が起きると拡張機能障害や伝導障害（不整脈）をきたします．

②血管障害による病変

指先の血管障害（レイノー現象）がみられる点は他の抗核抗体関連症候群と同じですが本疾患では重症化しやすく，手指潰瘍をきたすこともあります．

いわば「肺動脈のレイノー現象」により肺動脈が収縮して肺高血圧症（肺動脈性肺高血圧症）となり，心負荷によって右心不全をきたします．予後不良な合併症なので，定期モニタリングによる早期発見・治療が求められます．

いわば「腎動脈のレイノー現象」による腎病変が生じます．一般に膠原病疾患の腎病変では腎実質が免疫異常によって直接侵されますが，本疾患では腎動脈の血管障害によって（虚血になることで）二次的な腎障害が生じます．腎動脈が狭窄することにより腎血流が低下すると，腎臓（の傍糸球体細胞）がショック状態だと勘違いし，急いで血圧を上げるためにレニン・アンジオテンシン・アルドステロン系を亢進させます．ところが実際には血圧の低下はないので高血圧になります．拡張期血圧が 130 を超えるような重度の高血圧（悪性高血圧）に至ることもあります．異常な血圧上昇を伴うと腎障害は一気に加速し，急性腎不全をきたします（強皮症腎クリーゼ）．治療は ACE 阻害薬が第一選択です．もともと本疾患は血管障害の素因が強いわけですが，血圧上昇によるダメージが加わることで血管内皮の障害が進行し血栓性微小血管症（thrombotic microangiopathy: TMA）を引き起こし，これにより腎不全が一層悪化することもあります．ややこしいことに，強皮症腎クリーゼには非高血圧（正常血圧）性のタイプもありますが，TMA はこの場合の原因のひとつとしても知られています．

JCOPY 498-02716

TMA について補足します（研修医向けです）．二次性 TMA の基礎疾患で最も多いのが膠原病疾患であり，中でも抗核抗体関連症候群（主に SLE や本疾患）が目立ちます．膠原病関連 TMA には ADAMTS 13 活性が著減する血栓性血小板減少性紫斑病（thrombotic thrombocytopenic purpura: TTP）パターンと非 TTP パターンがあり，SLE における TMA では前者が，そして本疾患における TMA では後者が目立つ傾向があります．ADAMTS 13 に対する自己抗体（インヒビター）が関与する場合（TTP パターン）はいかにも抗核抗体関連症候群（獲得免疫異常）との親和性が高そうですが，そうでない場合（非 TTP パターン）の病態は不明瞭な点が多く，治療に抵抗性を示すことも多いです．後者の病態には，抗核抗体関連症候群に特有の血管障害の素因も関与するのではないかと思っています．

血管障害の評価方法として有用なのが爪郭部毛細血管ビデオ顕微鏡です．爪郭部（爪上皮のすぐ体側）の毛細血管を専用の顕微鏡で観察することによって，血管障害の病期を示すことができます．この病期分類が，SSc 自体の病期を反映するのだとする考え方もあります[7]．

③全身性強皮症の治療

多くの膠原病疾患は免疫異常による炎症病態が主軸なので免疫抑制療法によって寛解に導くことが可能ですが，**本疾患では免疫抑制療法の効果が限定的です**．活動性を完全に制御することが難しいため，使用できる薬剤を駆使して病状/進行を和らげることを目指します．

本疾患の治療対象の病態には，免疫異常だけでなく線維化や血管障害も含まれます．病態への免疫異常の寄与度が相対的に少ないため，他の膠原病に比べて免疫抑制療法の重要度が下がります．膠原病診療の多くの場面で頼りになる**ステロイド薬の有用性を示すエビデンスが乏しく，むしろ腎クリーゼのリスクを上げる側面もあるので，他の免疫抑制薬を積極的に使用**することになります．

血管障害による病変のうち，特に本疾患の予後を左右する肺動脈性肺高血圧症に関しては優れた治療薬が複数登場しているので，これらを組

み合わせて治療します．そのうちの一部は手指潰瘍への有効性も示されています．

　線維化に対する薬剤は執筆時点で1剤のみで，それも保険診療上，肺病変への使用に限定されます．そしてどうやら単体で本疾患の線維化病態の進行をすべて抑えるという類いのものではないようなので，今後さらなる新薬の開発が待たれます．強力な抗線維化薬が登場すれば，免疫異常や血管障害に対する薬剤を組み合わせることで本疾患の真の寛解導入が目指せるようになるのかもしれません．

4　混合性結合組織病（mixed connective tissue disease：MCTD）

▶本疾患の要点
- 全身性エリテマトーデス（SLE）様所見，全身性強皮症（SSc）様所見，多発性筋炎（PM）様所見の3つのうち2つ以上を併せ持つ疾患です．
- 主な浅部病変：皮膚（SLE・SSc），関節（SLE），漿膜（SLE）
  主な深部病変：肺（SSc），血球（SLE），筋（PM）
  自己抗体：抗U1-RNP抗体

　SLE・SSc・PMの病状を併せ持ちつつ，これらのいずれの診断にも至らないというのが本疾患のもともとの定義ですが，実際にはいずれかの基準を満たすような場合もあります．

　診断に際しては3疾患の所見に加え，血管障害を反映した「レイノー現象」「手指や手背の腫脹」「肺高血圧症」の1つ以上を有することと，抗U1-RNP抗体陽性が必須となっています．血管障害病態が重視されていることから本質的にはSSc素因が相対的に強い疾患だと考えています．

JCOPY　498-02716

原則としては SLE・SSc・PM のいずれの診断にも至らない疾患であることから，それぞれの病態が未成熟な疾患とも解釈できます．そのためなのか，治療（免疫抑制療法）への反応は比較的良い印象がありますし，経過に伴っていずれかの疾患に収束していくということも経験されます．

（SSc と同様に）**本疾患で注意すべきは肺動脈性肺高血圧症**です．合併すると予後不良になりますが，SSc の場合とは異なり（SLE の場合と同様に）免疫抑制療法が有効であることが多く，肺動脈選択的血管拡張薬の登場も相まって長期生存例が増加しています．それに伴い，これまでになかったような経過を辿る症例も経験されるようになっています[8]．

抗 U1-RNP 抗体は本疾患の診断に必須とされていますが，一方で筋炎関連自己抗体や強皮症関連自己抗体にも区分されており，また SLE でも陽性に出ることがあるため，疾患特異性は高くありません．

5 シェーグレン症候群（Sjögren's syndrome: SjS）

▶本疾患の要点
- 唾液腺や涙腺を中心とした外分泌腺の病変によりドライマウスやドライアイなどの乾燥症状を呈する疾患です．
- 主な浅部病変：皮膚，関節
- 主な深部病変：外分泌腺（主に唾液腺・涙腺），肺，腎臓，胆管，肝臓
- 自己抗体：抗 SS-A 抗体，抗 SS-B 抗体

　①浅部病変が目立たない，②深部病変が独特，③腺型 SjS と腺外型 SjS に分けられる，などの膠原病疾患としては異質な点がありますが，これらは本疾患が有するリンパ増殖性疾患的要素に起因するものと考え

ています（後述します）.

①深部病変（腺型 SjS）

唾液腺や涙腺などの外分泌腺の炎症により腺組織が破壊され，唾液や涙液の分泌能が低下し，口腔や眼の乾燥症状を呈します．見落としがちですが膣乾燥や，胃液の分泌低下による萎縮性胃炎を起こしたりもします．

外分泌腺は解剖学的にはからだの浅い部分に位置していますが，（自己免疫寄りの疾患である）IgG4 関連疾患▶*p.136* 第 13 章 3 と本疾患以外の膠原病疾患では障害されないため，免疫学的には深部臓器だと考えています．本疾患は，臓器病変が外分泌腺に限局する腺型 SjS と，外分泌腺以外にも及ぶ腺外型 SjS に分けられます．SjS のうち腺型がおよそ 7 割，腺外型が 3 割と報告されています．つまり SjS においては外分泌腺以外の臓器障害はいずれもマイナーな病変だといえます．

②浅部病変（腺外型 SjS）

皮膚や関節の病変がみられるのは腺外型 SjS に限られるので，本疾患全体としてみると浅部病変が目立ちにくい傾向があります．実際，他の抗核抗体関連症候群の診断基準には皮膚/関節病変のどちらか一方は項目に含まれているのに対して，本疾患の基準にはいずれも含まれていません．

③深部病変（腺外型 SjS）

肺病変（間質性肺炎）がみられる点は他の膠原病疾患と同様ですが，「尿細管・間質病変を呈する」「臓器特異的自己免疫疾患を伴いやすい」「肝胆膵系の病変がみられる」という本疾患ならではの深部病変の特殊性も有しています．

- 膠原病で腎実質が免疫異常の標的になる場合は糸球体病変を呈することが多いのですが，本疾患ではどういうわけか尿細管・間質が障害されます．尿細管・間質病変が生じるのは膠原病疾患としては本疾患と

JCOPY 498-02716

IgG4 関連疾患くらいです.

● 原発性胆汁性胆管炎，自己免疫性肝炎，慢性甲状腺炎，抗アクアポリン4抗体関連視神経脊髄炎のような，それぞれが単独でも（臓器特異的自己免疫疾患として）成立するような深部病変をきたしやすい傾向があります.

● 膠原病疾患としては少数派といえる肝胆膵系臓器の病変を呈します.

そもそも「腺型 SjS が存在する」という点も，膠原病（全身性自己免疫疾患）らしくない特性だといえます. 深部病変（獲得免疫異常）を伴う場合には浅部病変（自然免疫異常）がその基礎にあるというのが本書における膠原病の基本ですが，本疾患の少なくとも半数の症例では単一深部臓器（外分泌腺）の病変しかみられません. この特性からは「臓器特異的自己免疫疾患らしさ」▶*p.22* 第4章6 が感じられます. つまり自然免疫異常が影を潜めた病態がイメージされます. これらの膠原病らしくない特性は，本疾患が多少なりとも「リンパ増殖性疾患」としての特性を有することに起因するのではないかと考えています.

④リンパ増殖性疾患的要素の存在を疑う理由

前述のように本疾患では浅部病変が目立たないことから，（自然免疫異常に依存せず）獲得免疫異常が独立して成立するような病態を有することが予想されます. だとすると他の膠原病疾患における獲得免疫の活性化とは異なる機序が本疾患にはあるのではないか，そしてそれはもしかしたら獲得免疫系細胞（リンパ球）の腫瘍性の要素が関わっているのではないかという発想に至りました.

多クローン性高γグロブリン血症は他の膠原病疾患でもみられる非特異的な所見ですが，本疾患ではそれが相対的に目立つ傾向があり，γグロブリンが増えすぎて過粘稠症候群に至る場合があるほどです. これほどの高γグロブリン血症は他の膠原病ではあまりみられず，一方で原発性マクログロブリン血症などのリンパ増殖性疾患が鑑別にあげられる所見なので，この点からもリンパ増殖性（疾患的）要素が疑われます.

また本疾患では悪性リンパ腫の合併が多いことが知られています. 他

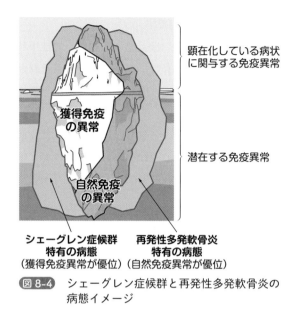

顕在化している病状
に関与する免疫異常

獲得免疫
の異常

潜在する免疫異常

自然免疫
の異常

シェーグレン症候群　　再発性多発軟骨炎
特有の病態　　　　　特有の病態
（獲得免疫異常が優位）（自然免疫異常が優位）

図 8-4　シェーグレン症候群と再発性多発軟骨炎の
病態イメージ

の膠原病（SLE や関節リウマチ）でも健常人より発症率が高いのです
が，最も頻度が高いのは本疾患のようです．

　また（膠原病疾患として扱われるものの）本質的にはリンパ増殖性疾
患の範疇だと考えられる IgG4 関連疾患との類似点もあります▶*p.140* 第
13 章 3-⑦．

　本疾患のおよそ 4 割が二次性（他の膠原病疾患に合併）ですが，他
の膠原病の合併が相対的に多いのは，本疾患の本態の一部が免疫異常の
本線（自己免疫-自己炎症）から少し外れた病態だから（リンパ増殖性
要素を有するから）だと思っています　**図 8-4**　．ちなみに，後述する再
発性多発軟骨炎でも類似のイメージを抱いています▶*p.133* 第 13 章 1-④．

⑤シェーグレン症候群の治療

　必ずしも免疫抑制療法を行いません．腺型 SjS の場合は免疫抑制療法
の有効性が証明されていないので原則として対症療法を行います．ただ
し腺外型 SjS で肺，腎臓，神経などに進行性の炎症性病変をきたした場

JCOPY　498-02716

合は免疫抑制療法を行います．慢性甲状腺炎や原発性胆汁性胆管炎といった臓器特異的自己免疫疾患を伴う場合はそれぞれに対する治療を加えます．

各論2: 関節炎症候群

　膠原病は「リウマチ性疾患」とも呼ばれます．リウマチ性疾患は本来「関節・筋・骨・靭帯・腱などの運動器に疼痛やこわばりを有する疾患群」を指します．つまりこの中には変形性関節症や五十肩などの整形外科的疾患も含まれるはずですが，実際は膠原病疾患を指す概念として扱われることが多いです．

　関節病変が主症状である関節炎症候群は，膠原病の中でも特に「リウマチ性疾患」の要素が強いカテゴリーです．多くの場合，関節を含む浅部病変のみを呈し，臨床症状が「関節炎だけ」ということも少なくありません．自己免疫的（獲得免疫異常の）要素が相対的に乏しいため，膠原病マップA ▶巻頭では自己炎症寄り（上寄り）に配置しています．

　関節炎症候群ならどの疾患も同じ位置付けというわけではありません．関節リウマチは「自己抗体陽性」「深部病変あり」といった自己免疫寄りの特性も有するので下方の位置付けですが，脊椎関節炎は自己炎症性疾患の区分にも入るような上方の位置付けであり，リウマチ性多発筋痛症はその中間だと考えています 図9-1 ．

JCOPY 498-02716

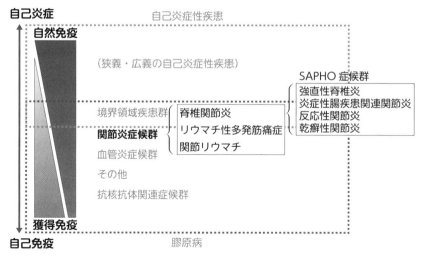

図 9-1 関節炎症候群に含まれる疾患の位置付け

1 関節リウマチ（rheumatoid arthritis： RA）

▶本疾患の要点

- 関節病変（関節炎）が主症状ですが，自己抗体や深部病変といった自己免疫的要素も併せ持つ疾患です．
- 主な浅部病変： 関節，皮膚
  主な深部病変： 肺
  自己抗体： 抗 CCP 抗体，リウマトイド因子（RF）
- 膠原病の中で最も患者数が多い疾患です．

　第 7 章でも紹介したように，実臨床では「関節炎＋自己抗体陽性」といった典型的なパターンだけでなく，「関節炎のみ」という自己炎症寄り（上寄り）のタイプや，「関節炎＋自己抗体陽性＋間質性肺炎（深部病変あり）」というような自己免疫寄り（下寄り）のタイプもあります▶p.46 図 7-1．どの膠原病疾患も病態には多様性がありますが，特に本疾患は免疫学的な振れ幅が大きい印象があります．

①浅部病変

　全身の関節（滑膜）に炎症が起き，これらが腫れて痛むため，不便で苦痛に満ちた生活を強いられることになります．加えて，破骨細胞の活動が盛んになり関節近傍の骨が破壊されると障害が不可逆的になるので，早期の診断・治療が重視されています．

　小関節（手指，手，足趾）の病変が特徴的ですが，大関節（肩，肘，股，膝，足）などの関節にも炎症が生じます．

　皮膚病変としては皮下結節（リウマトイド結節）が有名です．血管炎病態に由来するとの考え方もありますが，活動期ならば臨床的に血管炎の合併がなくてもみられます．無痛性の腫瘤として無自覚のうちに出現していることが多いです．皮下のみならず肺などの臓器に出現することもあります．

②深部病変

　肺病変（間質性肺炎）をきたします．深部病変の有無で治療のコンセプトが異なることは第6章で説明した通りですが，肺病変がある場合は本疾患の標準的治療薬であるメトトレキサートが使いにくいなどの薬剤選択時の制約があることも知っておく必要があります．

③悪性関節リウマチ（malignant RA：MRA）という概念

　本疾患のうち「関節外症状（関節以外の臓器病変）」を伴い，かつ「重症/難治性」であった場合，悪性関節リウマチとよびます．関節リウマチは発症早期のうちは自然免疫異常が主軸で，進行すると病態が複雑化し獲得免疫異常が加わるものと考えていますが，悪性関節リウマチはこの延長線上にある病状といえます▶*p.46* 図7-1．

　獲得免疫異常の強さを反映して，①高力価のリウマトイド因子，②SLE様の血清学的所見である免疫複合体陽性や低補体血症，③小型〜中型血管炎（第10章）の合併，がみられます．

　近年は治療の進歩により悪性関節リウマチの新規発症例をみかけるこ

JCOPY 498-02716

とは減っており，同様に（関節リウマチ全般による）二次性アミロイドーシスの合併も減っていることを実感します．

④回帰性リウマチ

回帰性リウマチは厳密には関節リウマチの範疇ではありませんが，約半数が関節リウマチに移行するため，関節リウマチの延長線上（自己炎症側）に位置付けられる疾患だと考えています▶p.46 図7-1．図4-2▶p.17の左の氷山で表現すると，氷山上端の自然免疫異常の部分だけが水面の上に出没する状態が回帰性リウマチで，さまざまな要因で氷山（特に獲得免疫異常の部分）が増大したり水面が下がったりして，獲得免疫部分が常時出現するようになった状態が関節リウマチで，さらに水面が下がり獲得免疫部分の多くが出てきた状態が悪性関節リウマチだと考えます．

回帰性リウマチでは発作性の関節炎を繰り返します．突然関節炎が出現し，数日以内に自然に治まります．単関節炎であることが多いです．徐々に出現し，自然に軽快することなく多関節に炎症が及ぶ関節リウマチとは対照的です．

ちなみに，自己炎症的な関節炎は「間欠性/周期性，非対称性，単〜少関節性，大関節優位」，自己免疫的な関節炎は「持続性/進行性，対称性，多関節性，小関節優位」であり，そしてからだの中枢寄り（脊椎＞大関節＞小関節）の関節炎ほど自己炎症寄りの傾向があるものと考えています 表9-1．つまり回帰性リウマチの「発作性」「単関節炎」は自己炎症寄りの病態を反映したものだといえます．

滑膜ではなく，より体表面に近い（浅部の）腱や関節包外組織の炎症が主体である点も，自己炎症的であることをうかがわせます．表層の炎症が強いため，関節リウマチと比べて関節の発赤・熱感・圧痛が強い傾向があります．その意味では（広義の）自己炎症性疾患である痛風や偽痛風▶p.115 図11-1 も類似した臨床像を呈します．

一方で小関節に好発することから，若干ながら自己免疫的な特性も感じられます．

表9-1 病態（免疫学的位置付け）別の関節炎の臨床的特徴

	自己炎症的関節炎	自己免疫的関節炎
経過	間欠性/周期性	持続性/進行性
罹患関節数	単〜少関節性	多関節性
部位（対称性）	非対称性	対称性
部位[1]	大関節[2] 優位	小関節[3] 優位

※1　からだの中枢寄り（脊椎＞大関節＞小関節）ほど自己炎症的だと考えます

※2　大関節：肩，肘，股，膝，足

※3　小関節：手指，手，足趾

　いわゆる標準治療とされるものはありません．発作時には非ステロイド性抗炎症薬（NSAIDs）などを用います．**NSAIDs は対症療法薬というイメージが強いですが，自己炎症寄りの病状においては治療的効果（疾患修飾作用）を発揮する**ことがあります．自己炎症寄りの疾患である偽痛風や強直性脊椎炎 **図9-1** で NSAIDs が有効であることが知られていますが，回帰性リウマチでもよく効くことが経験されます．

　関節リウマチへの進展の可能性も考慮して，症例によっては（コルヒチンを含む）免疫調節薬などを用いて発作予防を目指す治療を試みるのも理論的にはアリではないかと考えています（ただし保険適用外です）．

2　脊椎関節炎（spondyloarthritis：SpA）

▶本疾患の要点

- 主な浅部病変：関節，皮膚，眼，消化管
  深部病変・自己抗体：なし
- 関節炎症候群は自己炎症寄りのカテゴリーですが，本疾患はその中でも最も自己炎症寄りの位置付けです．
- HLA-B27 との関連が知られていることから，発症における遺伝要因の寄与度が他の膠原病に比して大きいものと考えられます．

JCOPY 498-02716

脊椎関節炎（SpA）には強直性脊椎炎，乾癬性関節炎（関節症性乾癬），反応性関節炎，炎症性腸疾患関連関節炎が含まれます．関節リウマチが主に四肢の関節炎（末梢性関節炎）であるのに対して，本疾患では脊椎の関節炎（体軸性関節炎）を伴うのが特徴です．関節リウマチは滑膜の炎症でしたが，**本疾患は腱付着部に炎症の主座があります．**腱付着部は強い機械的刺激が加わる部位なので，自然免疫異常との親和性が高い部位といえます▶*p.59* 第8章1-②．

本疾患は「**体軸性関節炎優位（体軸型 SpA）vs 末梢性関節炎優位（末梢型 SpA）**」という軸で個々の疾患の位置付けを整理することができます．関節炎は，中枢側（体軸性）が自己炎症寄りで，末梢に離れるほど（小関節ほど）自己免疫寄りだと考える▶*p.80* **表 9-1** ので，**図 9-1** では体軸型 SpA が上方，末梢型 SpA が下方にくるように配置しています（それぞれの代表が強直性脊椎炎と乾癬性関節炎です）．ちなみに「中枢側が自己炎症寄り，末梢側が自己免疫寄り」という考え方は血管炎症候群▶*p.92* 図 10-1 でも同様ですし，もしかしたら神経病変でも同じ傾向があるのでは？と思っています．

①浅部病変（関節）

関節リウマチの脊椎病変といえば主に頸椎ですが，本疾患は**仙腸関節**にはじまり，**次いで腰椎から上方に進展する**ので，診察時には必ず仙腸関節を評価します．末梢性関節炎とは異なり，体軸性関節炎を触診だけで見定めることは難しいので，主に問診でその可能性を探ることになります．問診時には炎症性腰背部痛の有無をチェックし，これを認めた場合はさらなる検索を行います．炎症性腰背部痛とは「**発症が 40 歳以下**」「**発症が緩徐**」「**運動で改善する**」「**安静で改善しない**」「**夜間痛（起床後に改善）**」といった特徴を有する腰痛を指します．腰痛を訴える方は巷にたくさんおられますが，少なくとも若年の場合は炎症性腰背部痛か否かを確認する必要があります（体軸型 SpA の代表である強直性脊椎炎は 10～30 歳代に好発します▶*p.151* 表 14-1）．

体軸性関節炎が疑われる場合は画像検査を行います．進行した患者で

あれば単純 X 線でも診断可能ですが，発症早期の場合は単純 MRI で仙腸関節の評価を行うのが理想です．ただし MRI は偽陽性のことがあり，そもそも容易に MRI が実施できない環境ということもあるので，病歴・家族歴・関節以外の身体所見・血液検査所見などから総合的に診断（他疾患を除外）し，さらに診断後も治療への反応をみながらその妥当性を検証する姿勢が求められます．

　関節リウマチは骨の「破壊性変化」が主ですが，本疾患は骨の「増殖性変化」を伴う点が特徴的です．腱付着部炎のところに骨新生・増殖が生じます．そのため体軸性関節炎が進行すると脊椎が癒合して竹状になり可動性がなくなります．

　腱付着部炎はアキレス腱のほか，足底，坐骨結節，大転子，棘突起，胸鎖関節，膝蓋部，外側上顆，腸骨稜などにみられます．アキレス腱以外は腫脹が目立たず，他覚所見が乏しい割に疼痛が強い傾向があるため，線維筋痛症▶p.140 第13章4 との鑑別が問題になる場合もあります．

　指趾（手指や足趾）の腱付着部炎が腱や周囲軟部組織にも波及すると指趾全体が腫脹します（指趾炎と呼びます）．ちなみに混合性結合組織病▶p.70 第8章4 や全身性強皮症▶p.66 第8章3 でも手指が腫脹しますが，これらは血管障害によるものであるため本疾患とは機序が異なります．

　体軸型 SpA でも末梢性関節炎がみられますが，その場合は大関節に好発します．末梢型 SpA の末梢性関節炎が小関節に好発するのとは対照的です．「脊椎＞大関節＞小関節」の順で自己炎症要素が強いことを反映しているのでしょう．

②浅部病変（関節以外）

　皮膚病変としては乾癬が有名ですが，後述する結節性紅斑や壊疽性膿皮症などもみられます．

　乾癬を伴う SpA を乾癬性関節炎と呼びます．末梢型 SpA の代表なので，関節リウマチに比較的近い関節症状を呈します．関節リウマチ治療の中心的薬剤であるメトトレキサートが有効である点も，関節リウマチとの近さを感じさせます（体軸性関節炎に対するメトトレキサートの有

JCOPY 498-02716

効性は乏しいものと考えられています）.

　眼病変としてはぶどう膜炎が有名です．ぶどう膜炎は自己炎症病態を反映した病状であり，自己炎症色が強いベーチェット病▶p.125 第12章1でも好発します．本疾患とベーチェット病は免疫学的位置付けが近く，後述するようにいずれも MHC クラス I 関連症 図9-2 に含まれます．

　消化管病変をきたす免疫疾患といえば炎症性腸疾患（Crohn 病や潰瘍性大腸炎）がまず思い浮かびますが，これらは免疫学的に本疾患と近いため両者の病態が併存することもあり，この場合は炎症性腸疾患関連関節炎と呼びます．ベーチェット病の消化管病変（腸管ベーチェット）が炎症性腸疾患に類似する場合があることが知られていますが，その免疫学的近さから納得できるわけです．

　本疾患の病変として，意外に思われるかもしれませんが大動脈弁閉鎖不全症があげられます．第10章で紹介するように大動脈病変は自己炎症寄りの病変なので▶p.92 図10-1，自然免疫異常による大動脈（根部）の炎症により大動脈弁閉鎖不全症が生じるのだと考えます．

③脊椎関節炎の治療

　体軸型 SpA と末梢型 SpA とでは，免疫学的位置付けが異なるため，薬剤への反応性も異なります．末梢型 SpA にはメトトレキサートなどが有効ですが，体軸型 SpA には現状では（NSAIDs か）分子標的薬▶p.32 表5-3 しか有効性が示されていません．分子標的薬との相性が良い点は自己炎症的要素を反映しているのでしょう▶p.31 第5章2-③.

④ MHC クラス I 関連症（MHC- I -opathy）という考え方

　2015年に McGonagle らにより MHC クラス I 分子が発症に関わる免疫疾患を指す概念として MHC-I-opathy が提唱されました[4]．まだ定まった日本語訳がないため本書では「MHC クラス I 関連症」と呼ぶこととしました．

　膠原病疾患としては SpA（HLA-B27）・ベーチェット病（HLA-B51）・

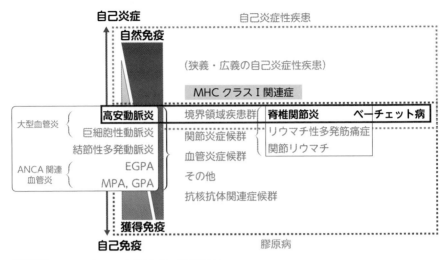

図 9-2   MHC クラス I 関連症の位置付け

第 10 章の高安動脈炎（HLA-B52）の 3 つがここに含まれます．いずれも自己炎症寄りの疾患であり，たしかに **膠原病マップ A** でも免疫学的位置付けが同じです **図 9-2**．膠原病はいずれも多因子疾患ではありますが，これらは相対的に遺伝要因の寄与度が大きいものと考えます．

　MHC クラス I 分子がどのようにして自己炎症寄りの免疫異常に繋がるのかの分子機構（専門医レベル）を解説することは本書の主旨に反するので割愛しますが，「自然リンパ球（自然免疫系に属するリンパ球）」「IL-17（およびその産生を誘導する IL-23)」「TNF」が病態に深く関わるということだけ，ここでは紹介しておきます．余力があれば引用元の論文 [4] をご参照下さい．

⑤反応性関節炎（reactive arthritis: ReA）

　SpA のひとつである反応性関節炎は，泌尿・生殖器または消化管の細菌感染後に発症する関節炎として知られています．つまり，遺伝要因が相対的に強い SpA でありながら，環境要因（感染症）の寄与度も大きい疾患だといえます．

　本疾患は上記以外の感染症でも，あるいは予防接種後などにも生じ得

JCOPY 498-02716

ると思っています．教科書的な（尿道炎や下痢に続発する）反応性関節炎を狭義のものとすると，これらは広義の反応性関節炎といえます．不顕性感染後に発症することもあり，この場合は病歴上感染症のエピソードを欠きます．

　これは報告レベルの内容かもしれませんが，病巣感染として現れることもあります．限局的な慢性感染巣（それ自体の症状は乏しい）に反応してからだの他の部位に別の病変が生じることを病巣感染と呼びます．病巣感染と言えば扁桃病巣感染症（としての掌蹠膿疱症，IgA 腎症，胸肋鎖骨過形成症の 3 疾患）が有名ですが，反応性関節炎が扁桃摘出後に軽快するということもあります．

　関節炎は少関節性で，大関節に好発します．腱付着部炎や体軸性関節炎（仙腸関節炎）を起こすことも含め，いかにも自己炎症的です 表9-1．

　多くは自然軽快しますが，慢性化することもあります．HLA-B27 陽性例は体軸性関節炎が起きやすく再発/慢性化が多いようですが，慢性化した場合は他の SpA と同様に治療を行います．

⑥SAPHO 症候群（SAPHO は Synovitis, Acne, Pustulosis, Hyperostosis, Osteitis の略）
（サフォー）

　SAPHO 症候群は SpA のひとつとして扱われることもあるのでここで触れますが，実際には SpA ではなく広義の自己炎症性疾患のひとつ ▶p.115 図11-1 だと認識されています．骨，関節，皮膚の病変が主体で，中でも骨病変が特徴的です．

　類似する疾患を寄せ集めたヘテロな集団であるため臨床像は多様ですが，共通するのは骨病変（骨炎と過骨症）です．骨病変は自己炎症色が強い病変（浅部病変）だと考えています．

　骨・関節症状は前胸壁に生じることが多いものの，脊椎や仙腸関節にもみられるために SpA と混同されます．末梢性関節炎も呈します．

　皮膚病変は好中球性皮膚症（掌蹠膿疱症，膿疱性乾癬，Sweet 病，壊疽性膿皮症，重症痤瘡など）と呼ばれる自己炎症的な病変が主体で，中でも掌蹠膿疱症が最多です（この場合は掌蹠膿疱症性骨関節炎と呼ば

れます).

③ リウマチ性多発筋痛症 (polymyalgia rheumatica: PMR)

▶**本疾患の要点**
- 頸部,肩,臀部の「滑液包」に炎症の主座がある疾患です.
- 主な浅部病変: 関節(主に滑液包)
  深部病変・自己抗体: なし

　病名は「筋痛症」ですが,病変が生じるのは関節(滑液包や滑膜)です.滑液包は関節の周囲でクッションの役割を果たしています.頸部,肩甲帯,骨盤帯の滑液包の炎症により同部の強い痛みが生じます.上腕や大腿にも疼痛が及び,筋痛のように感じられることから筋痛症と命名されたのでしょうが,筋病変によるものではないので筋炎のように筋逸脱酵素の上昇がみられることはありません.

　(中年までの発症が多い)膠原病疾患としては少数派の高齢発症です▶*p.151* 表14-1. 免疫系は加齢に伴って相対的に自然免疫寄りに傾くものだと筆者は解釈しており,本疾患の発症には環境(後天的)要因として加齢が深く関わるのだと思っています.

　多くの膠原病疾患が徐々に発症するのに対して本疾患は急性発症が多く,発症した日にちが明確なこともあります.これも自己炎症的要素を反映したものだと考えています▶*p.20* 第4章4.

①浅部病変

　(部位にはよりますが)滑膜炎は触診で指摘できることが多いのに対して,滑液包炎は体表面の腫脹や熱感といった炎症所見に乏しく,身体診察での見定めが困難なので,必要に応じて関節エコーなどを活用します.ただし本疾患では滑液包炎だけでなく(関節リウマチのような)滑膜炎もみられる点には注意を要します.

JCOPY 498-02716

膠原病疾患の多くが皮膚病変を呈しますが本疾患ではみられません．皮膚病変が生じない膠原病は本疾患と巨細胞性動脈炎▶*p.108* 第10章3くらいです　膠原病マップB．実は両者は合併しやすいことが知られており，たしかに　図9-2　をよくみてみると免疫学的位置付けも同じであることに気づきます．

②高齢発症関節リウマチ（elderly-onset rheumatoid arthritis：EORA）との区別は困難

大体60歳以上（定義は明確ではありません）で発症した関節リウマチをEORAと呼びます．EORAの対義語として，中年までに発症する若年発症関節リウマチ（younger-onset rheumatoid arthritis：YORA）という用語もありますが，こちらは通常関節リウマチと呼びます．EORAと関節リウマチは臨床像が異なるために，このように区別されています．関節リウマチと比較したときのEORAの特徴を以下にまとめます．

①自己抗体（リウマトイド因子や抗CCP抗体）の陽性率が低い．

②大関節に好発する．

③急性発症しやすい．

④炎症の度合いが強く，発熱などの全身症状が目立ち，CRPもより高い傾向がある．

⑤男性例が相対的に多い．関節リウマチが男：女＝1：4であるのに対してEORAは男：女＝1：2．

⑥リウマチ性多発筋痛症（PMR）様症状を伴いやすい．

実は上記の特徴のすべてはPMRの臨床的特徴と合致するので，EORAとPMRは必ずしも明確に区別できないものだと思っています．ちなみにPMRも男：女＝1：2です．

③少量のステロイド薬が著効する

本疾患はどういうわけか少量のステロイド薬が著効します．重症度によらず開始した途端に劇的に症状が改善する（寛解に至る）ので，外来

でとても感謝されます．どの膠原病疾患でも少量ステロイド薬が多少は効きますが，（軽症例を除くと）多くの場合これだけで寛解に導くことはできません．

EORA と PMR の鑑別時に少量ステロイド薬に対する反応が参考になる場合もありますが，EORA でも短期的にはよく効くことがある点には注意が必要です．

少量ステロイド薬への反応が良くない場合は巨細胞性動脈炎や悪性腫瘍を伴っている可能性も考慮する必要があります．

④腫瘍随伴症候群としての一面

多発性筋炎/皮膚筋炎▶*p.61* 第8章2 と同様に，本疾患は悪性腫瘍に伴って出現することがあります．

「少量ステロイド薬の反応が不良」「関節病変が左右非対称」「発症年齢が50歳未満」などといった非典型的な病状や経過を辿る場合は悪性腫瘍の存在を除外する必要があり，発見された場合はそちらの治療を優先します．

⑤RS3PE（remitting seronegative symmetrical synovitis with pitting edema）症候群（研修医向け）

手足がむくむくになるのが特徴の関節炎症候群です．指で押さえたら跡が残るようなみずみずしい圧痕性浮腫が手背・足背を中心に生じます．手関節や足関節などの滑膜炎によって生じた液性因子による血管透過性亢進などがその機序として考えられます．

「高齢発症，急性発症，自己抗体陰性，深部病変無し，少量ステロイド薬有効，腫瘍随伴症候群の場合あり」という特徴を有するため PMR との鑑別はしばしば困難です．EORA vs PMR の関係性と同様に，RS3PE 症候群 vs PMR の間も必ずしもはっきりと区別できるものではないと考えています 図9-3 ．

PMR と同様に腫瘍随伴症候群としての一面を持つわけですが，特に RS3PE 症候群では悪性腫瘍を伴う割合が多い（報告では 3〜5 割程度）

JCOPY 498-02716

ため，原則として全身のスクリーニングが行われるべきだと考えています．膠原病疾患としては珍しく男性に多い（男：女＝2：1）のは，腫瘍随伴症候群という側面を反映したものなのかもしれません．

少量ステロイド薬への反応が不良の場合，あるいはステロイド薬減量中に再燃を繰り返す場合は，悪性腫瘍が潜んでいる可能性に加え，実はRS3PE症候群ではなくてEORAや巨細胞性動脈炎合併PMRだという可能性があることも知っておく必要があります．

⑥高齢発症関節リウマチ関連症候群という考え方（研修医向け）

PMR・EORA・RS3PE症候群は一連の関係性であり，それぞれの境界は不明瞭だと思っています 図9-3 ．かつてはこれらをきちんと区別しようとして悩むこともありましたが，現在は無理にはじめから診断を確定させずまずは広めの枠組みで病態を見定めておき，経過をみていく中で診断を絞り込むのがベターだと思っています．

EORAとPMRの中間の病態である症例A（悪性腫瘍や巨細胞性動脈炎の合併はないという前提）がいたとします 図9-3 ．病状から

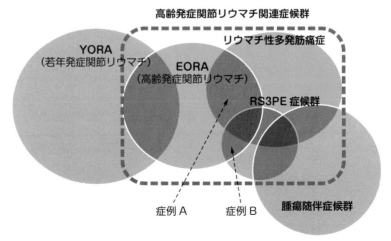

図9-3 高齢発症関節リウマチ関連症候群（私案）のイメージ

PMR だと考えられたものの少量ステロイド薬の効果は部分的でした.
この場合は EORA に準じて他の（関節リウマチで用いられる）治療薬
も検討すべきですが，はじめに下した PMR という診断に固執するとそ
のような選択が頭に浮かばないかもしれません．対象が高齢者で，ステ
ロイド薬も加わっているので，治療の最適化が遅れると予後がどんどん
悪化してしまうことを忘れてはなりません.

　　EORA と RS3PE 症候群の中間である症例 B の場合を考えてみます.
EORA の診断でステロイド薬以外の治療薬を主体とした治療が行われ
たものの効果不十分でした．分子標的薬の使用も考慮されましたが，そ
の際のスクリーニング検査で悪性腫瘍の存在が判明し，実は腫瘍随伴症
候群としての RS3PE 症候群であった，ということがあり得ます.

　　これらのケースのように，ひとたび診断をつけるとついそちらの考え
方に流されることで適切な対応が遅れてしまう場合があります．明確に
線引きをすることが難しい疾患に囲まれた病態である可能性がある限
り，はじめは広めの枠組みで捉えておくべきだと思っています．筆者は
PMR を強く疑う場合でも確信が得られるまでは PMR/EORA とカルテ
に書くようにしています．EORA の方がより疑わしいときは EORA/
PMR と書きます．さらに RS3PE 症候群様症状（手足の浮腫）も伴う
場合は EORA/PMR/RS3PE などと表現することもあります.

　　この 3 疾患の関係性や注意点を意識しながら PMR 診療に当たること
は非専門医には難しい作業でしょう．そこでこれらをまとめて EORA
関連症候群などと命名して啓蒙してみてはどうかと思っています.
PMR を包含するような疾患概念があるのだということだけでも広まれ
ば，結果として適切に対応されるケースが増えるのではないかと考える
からです．PMR は非専門医の先生方によって対応されることも多い疾
患であり，また高齢化により今後患者が増えることも予想されるので，
PMR 理解の一助になればと思い持論を紹介させていただきました.

JCOPY 498-02716

10

各論3：血管炎症候群

　　心臓から出て全身を巡る「血管（動脈系）」も免疫異常の標的臓器の
ひとつであり，血管炎が主軸の疾患を総称して血管炎症候群と呼びま
す．

　　血管系はその大きさによって大型血管・中型血管・小型血管の3つに
分けられます．**大型血管は大動脈およびその主要な分枝，中型血管は主
要な臓器動脈とその第1分枝，小型血管は臓器実質内の小動脈・細動
脈・毛細血管・細静脈**，と定義されます．血管炎も同様に大型血管炎・
中型血管炎・小型血管炎の3つに大別され，それぞれのカテゴリーには
いくつかの疾患が含まれますが，本書ではそのうちの主なものだけを取
り上げて説明します 図10-1 ．

血管炎症候群における免疫学的位置付けの考え方

　　これまでは浅部病変のみの場合は自己炎症寄り（自然免疫異常のみ），
深部病変を伴う場合は自己免疫寄り（自然免疫異常＋獲得免疫異常）と
みなす▶p.21 表4-1 のだと説明してきましたが，血管炎の場合は特有の
考え方があります．血管炎を起こす**血管が心臓に近い（大型血管）ほど
自己炎症寄り，末梢に行く（小型血管）ほど自己免疫寄り**だと考えます
図10-1 ．解剖学的には大型血管ほどからだの深部に位置するため逆の
ように思われるかもしれませんが，免疫学的には大型の血管が浅部臓器
という位置付けになります．

血管炎症状の考え方①
～「臓器＋炎」ではなく「血管＋炎」（ただし例外あり）～

　　血管炎の臨床症状は実に多彩なので初学者にはつかみどころがないよ

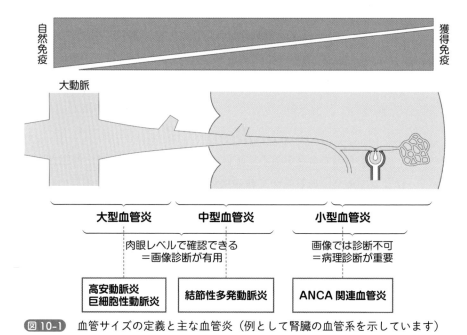

血管サイズの定義と主な血管炎（例として腎臓の血管系を示しています）

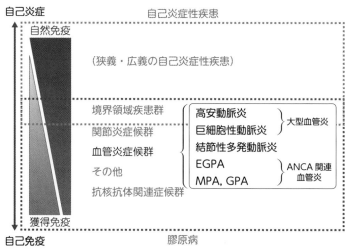

図 10-2 血管炎症候群の位置付け
EGPA：好酸球性多発血管炎性肉芽腫症，MPA：顕微鏡的多発血管炎，
GPA：多発血管炎性肉芽腫症

JCOPY 498-02716

うに感じられ，ここで苦手意識を抱く場合も多いようです．血管炎以外の膠原病疾患では免疫異常が全身の各臓器を直接攻撃して炎症を引き起こすので，関節炎や腎炎などの「臓器＋炎」が複数臓器に広がります．一方で血管炎症候群では臓器を栄養する血管が標的になるので「**血管＋炎**」を起点に病状を整理しなければならない点が独特です．ただしここで初学者の理解を妨げるのが以下の２点です．

　１つ目は，早速例外的な話になってしまい恐縮ですが，**小型血管炎**では「血管＋炎」ではなく「**臓器＋炎**」だと考えるべきだという点です．小型血管はもはや各臓器の構成要素のひとつでもあるので，臓器内の小型血管炎を起こせばそれはすなわち「臓器＋炎」になるわけです．２つ目は，いずれの血管炎でも浅部臓器の「臓器＋炎」を伴う点です．このことを理解するためには「**すべての血管炎で高炎症を呈する**」ことを知っておく必要があります．

　第４章4▶*p.20*で述べたように高炎症は自己炎症病態の特徴ですので，大型血管炎が高炎症であることはわかりますが，実際には相対的に自己免疫寄りである小型〜中型血管炎でも高炎症を伴います．つまりいずれの血管炎も基礎にある**自然免疫異常が相対的に強く，小型（〜中型）血管炎の場合はそこに獲得免疫異常が加わる**ものと考えます．自己免疫寄りの疾患でありながらも自己炎症色も強いという点では SLE や皮膚筋炎と似た感覚があります▶*p.59* 第８章1-②．そのため自然免疫異常の強さを反映した病状である「発熱・倦怠感・体重減少などの全身症状」「浅部臓器（主に関節）への直接的な炎症波及（つまり浅部臓器の「臓器＋炎」）」という病状がすべての血管炎でみられるわけです **図10-3** ．ただし，前述のように大型血管病変は自然免疫異常を反映したものではありますが，どういうわけか「小型〜中型血管炎において大型血管炎が基礎に存在する」ということは（原則的には）ないという点にはご注意ください．

血管炎症状の考え方②　〜血管に何が起きるのか〜

　血管炎を起こすと血管が①閉塞/②破綻するため，血管炎特有の臨床

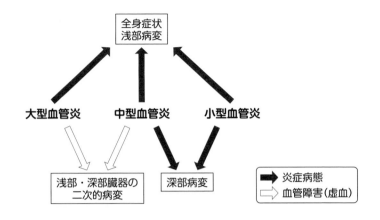

図 10-3   血管炎の臓器障害の考え方

像を呈します.

　①閉塞…血管壁の肥厚などのために血管内腔が狭くなり，栄養する臓器が虚血状態になることでその臓器の痛みや組織障害，機能障害が生じます．血管径が小さい小型血管炎では発症早期から閉塞しますが，大型血管炎は血管径が大きいため閉塞するのは進行期です．中型血管炎はその中間のイメージです.

　②破綻…血管壁が破れて出血（紫斑・喀血・下血など）をきたします．小型血管炎の場合は発症早期からみられますが，中型血管炎では少し進んでからみられるという点は①（閉塞）と同様です．大型血管炎では血管壁が厚いため進行期に至っても血管が破綻することは稀ですが，血管壁の脆弱化によって瘤を形成します.

血管炎症状の考え方③
〜血管障害による二次的な病変を区別する〜

　　　小型血管炎では臓器内を走行する小型血管が閉塞/破綻することにより現場（臓器）が障害されるので「臓器＋炎」と表現できますが，中型〜大型血管炎ではそれぞれの血管が栄養する臓器への血流が途絶え，虚血性の臓器障害をきたすので「臓器＋炎」とは表現できません．「臓

器＋炎」（免疫異常による直接的な攻撃）を一次的な病変だとすると，中型～大型血管炎で生じるのは虚血による二次的な病変だといえます 図10-3 .

腎病変を例にあげると，小型血管炎では糸球体腎炎（一次的病変）を起こすのに対して，中型～大型血管炎では腎血管性高血圧や腎梗塞（二次的病変）をきたします 表10-1 ．つまり同じ臓器障害でも血管炎が生じる血管のサイズによって表現型が異なるわけです．

二次的な病変を区別できなければ，つまり一次的な病変を見定めることができなければ，血管炎の本質が見抜けません．そのため 膠原病

表10-1 血管炎の主な症状

		大型血管		中型血管		小型血管	
		炎症性 (一次性)	血管障害性 (二次性)	炎症性 (一次性)	血管障害性 (二次性)	炎症性 (一次性)	血管障害性 (二次性)
浅部臓器	消化管	炎症性腸疾患			腹部アンギーナ（食後の腹痛），消化管梗塞/潰瘍/出血/穿孔	消化管出血/梗塞	
	眼		虚血性視神経症		虚血性視神経症	結膜炎，上強膜炎，強膜炎	
	関節	関節炎		関節炎		関節炎	
	皮膚	結節性紅斑			紫斑，皮膚潰瘍，網状皮斑	紫斑，皮膚潰瘍，網状皮斑	
深部臓器	神経	頭痛，めまい，失神，脳梗塞		多発性単神経炎	脳出血，脳梗塞	多発性単神経炎	
	肺		肺高血圧			間質性肺炎肺胞出血	
	腎臓		腎血管性高血圧		腎血管性高血圧，腎梗塞	糸球体腎炎	
	心臓		心筋虚血		心筋虚血	(EGPAでは心筋炎/心筋症)	

※ EGPA: 好酸球性多発血管炎性肉芽腫症

マップB ▶ 巻頭では虚血による二次的な病変には色づけをしていません．たとえば（大型血管炎である）高安動脈炎をみてみると，深部臓器である神経・肺・腎臓・心臓に○や△の印をつけていますが，色づけはしていません．高安動脈炎は自己炎症寄りの疾患であり，一次的な臓器病変は浅部臓器に限られます．**臓器病変の広がりをみる際にその病変の機序を考察することによってはじめて病態の本質（免疫学的位置付け）**を見極めることができるわけです．

1-1 ANCA 関連血管炎総論

　小型血管炎の代表が ANCA 関連血管炎です．小型血管の血管炎であり，自己抗体（ANCA）陽性で，（免疫異常による一次的な）深部病変もみられることから，自己免疫寄りの位置付けだと考えます 図10-2 ．

　ANCA 関連血管炎には顕微鏡的多発血管炎・多発血管炎性肉芽腫症・好酸球性多発血管炎性肉芽腫症の3つが含まれます．ANCA 関連血管炎を学ぶ上でのコツは，**まずは顕微鏡的多発血管炎をしっかりと理解**することです．残りの2疾患については，顕微鏡的多発血管炎との相違点に着目すれば比較的すんなり頭に入ってくるでしょう．

　ANCA 関連血管炎は血管炎症候群の中では自己免疫寄りですが，前述のように自己炎症的特性である高炎症を伴います．「血管炎症候群はいずれも高炎症が基礎にある」と覚えてしまえばよいのですが，あえてその理由を問われれば「高齢発症だから」と答えます．リウマチ性多発筋痛症 ▶p.86 第9章3のところで述べたように免疫系の全体的なバランスは加齢に伴って自然免疫寄りに傾く（と思っている）ので，加齢という後天的な要因が発症に関わるために，自己免疫寄りの疾患でありながら高炎症を伴うのだと考えることができます．高齢発症の他の膠原病疾患としてはリウマチ性多発筋痛症や後述の巨細胞性動脈炎があげられます ▶p.151 表14-1 が，いずれも自己炎症寄りの位置付けです．ただし IgG4 関連疾患 ▶p.136 第13章3は高齢発症の膠原病でありながら例外的に高炎症を伴いません．後述するように IgG4 関連疾患はリンパ増殖性

疾患としての要素が強いため，他の膠原病疾患とは異なる特性を有するのだと解釈しています．

①ANCA（抗好中球細胞質抗体：antineutrophil cytoplasmic antibody）

ANCA 関連血管炎では ANCA によって活性化された好中球が血管に炎症を起こします．細胞内の成分（細胞質）に対する自己抗体である ANCA がどのように病態に関わるのかというと，さまざまな刺激で活性化した本疾患患者の好中球は MPO や PR3 といった細胞質成分（ANCA の抗原）を細胞表面に発現していて，そこに ANCA が結合することでさらに活性化するというシナリオのようです．

ANCA の測定には定性法（間接蛍光抗体法）と定量法があります．定性検査には perinuclear ANCA（p-ANCA）と cytoplasmic ANCA（c-ANCA）の 2 種類があります．p-ANCA では核の周辺の細胞質に対する自己抗体を，c-ANCA では細胞質全体に広がる細胞質に対する自己抗体を検出します．抗核抗体検査 ▶ *p.56* 第 8 章では陽性の場合に染色パターンが報告されるのに対して，ANCA 定性検査ではパターン別に検査を出すスタイルとなっています．ANCA の対応抗原には複数ありますが，中でも小型血管炎病態との関連性が指摘されているのが p-ANCA の対応抗原のひとつである MPO と，c-ANCA の対応抗原のひとつである PR3 です．そのため現在は，ANCA 関連血管炎（小型血管炎）が疑われる場合には MPO や PR3 に対する自己抗体（MPO-ANCA や PR3-ANCA の定量検査）を測定するのが一般的です．これらが陰性の場合でも，臨床的に小型血管炎が強く疑われるような場合は定性検査（p-ANCA や c-ANCA）での確認を考慮します．抗核抗体検査ではまず定性検査をして，染色パターンから予想される個々の自己抗体を提出するという流れなので，真逆の順番といえます．MPO-ANCA や PR3-ANCA が陽性ながらも低力価で，かつ ANCA の有無が診断を左右するような場合も，（偽陽性の可能性を除外するために）定性検査での確認を考慮します．

ANCA の陽性率は疾患ごとで異なります．顕微鏡的多発血管炎と好酸球性多発血管炎性肉芽腫症では MPO-ANCA が，多発血管炎性肉芽腫症では PR3-ANCA が陽性になることがよく知られていますが，ANCA 陽性率には人種差があり，本邦では MPO-ANCA 陽性率が高い傾向があるので，実際には多発血管炎性肉芽腫症でも MPO-ANCA 陽性例が同程度存在します．後述の ANCA 関連血管炎性中耳炎（多発血管炎性肉芽腫症に内包される疾患概念）ではむしろ MPO-ANCA の陽性率の方が高いくらいです．そのため多発血管炎性肉芽腫症を疑う時も MPO-ANCA を測定する必要があります．

また本書では「〜のことがある」という類いの細かい説明は（きりがないので）できるだけ割愛するようにしていますが，このあとも ANCA の測定については触れるので「ANCA は感染症などの他疾患や薬剤でも陽性になることがある」点をここで付記させて下さい．つまり，抗核抗体検査のところでも「自己抗体検査はあくまでも参考所見」と述べましたが，ANCA も同様に，その意義を見定める際には総合評価が優先されるのだということを改めて強調しておきます．

② ANCA 関連血管炎の障害臓器

各疾患で臓器病変の組み合わせが若干異なります．　表 10-2　にまとめていますが，「−」〜「＋＋」の印はあくまでもそれぞれの特徴を際立たせるための（筆者の独断による）相対評価である点にご注意ください．　膠原病マップB　と同様に，たとえば「−」をつけていてもその臓器に病変がみられることが全くないという意味では必ずしもありません．点線で囲った部分は各疾患に特徴的な臓器病変を指します．

1-2 顕微鏡的多発血管炎（microscopic polyangiitis：MPA）

▶本疾患の要点
- 「全身性自己免疫疾患」の臨床的特徴をバランス良く有する，膠原病

JCOPY 498-02716

表10-2　ANCA 関連血管炎の障害臓器

	GPA （多発血管炎性 肉芽腫症）	MPA （顕微鏡的多発血管炎）	EGPA （好酸球性多発血管炎 性肉芽腫症）
皮膚	＋	＋	＋
関節	＋	＋	＋
肺	＋	＋	＋
腎臓	＋	＋＋	±
（末梢）神経	±	＋	＋＋
心臓	－	－	＋
上気道	＋＋	－	－※
眼	＋	－	－※

※ I 型アレルギー症状はみられます.

10

各論3：血管炎症候群

の優等生的な疾患だと思っています.

● 主な浅部病変: 皮膚, 関節（膠原病の2大浅部病変）
主な深部病変: 腎, 肺, 神経（膠原病の3大深部病変）
自己抗体: MPO-ANCA

膠原病の王道的な病態であり, 臨床現場でも（高齢化に伴ってか）患者数が増加の一途ですので, ぜひ非専門の内科系の先生方にもご理解いただきたい疾患です.

①浅部病変

小型血管の破綻（出血）による紫斑などの皮膚病変を呈します.
また, 他の膠原病疾患と同様に関節炎がみられます.

②深部病変

腎病変として糸球体腎炎を, 肺病変として間質性肺炎を, 神経病変として多発性単神経炎をきたします. いずれも膠原病における深部臓器の

代表的な病変です.

　…なんと本疾患の説明は以上です. 膠原病の標準的な特性を併せ持つ一方で,「本疾患にしかみられない」という特徴がないためですが, これだけの扱いではあまりに寂しいので, 以下に余談を加えておきます.

③顕微鏡的多発血管炎は膠原病の王道的疾患である

　この感覚をご理解いただくのは難しいかもしれませんが, 本疾患は全身性自己免疫疾患（膠原病）としてきわめて端正な顔立ちをした疾患だという印象を抱いています.

　①自然免疫異常による高炎症

　②獲得免疫異常による自己抗体産生

　③他の膠原病でもみられるようなメジャーな浅部・深部（皮膚・関節・腎臓・肺・神経）病変が中心

　④疾患特異性の高い（「本疾患にしかみられない」という）所見に乏しい

　ということがその理由です. ただしこれはあくまでも「疾患」だけをみたときの印象です. 実際に相手にするのは「患者」であり, 本疾患は高齢発症でもある（合併症などのリスクが高い）ため, 臨床経過自体は「端正な顔立ち」ではないことも多いです.

④早期発見・治療が重要（研修医向け）

　本疾患の診療でネックになるのが, 高齢発症であることと深部病変をきたすことです. 高齢であるため, ①基礎疾患を有していることが多い, ②臓器の予備能が低いため臓器病変（特に深部病変）が不可逆的になりやすい, ③ステロイド薬などによる副作用が出現しやすい, という問題点があります. 診断に至る（あるいは専門医への受診）までの間にすでに廃用症候群を起こしかけているような場合もあります. 適切な診断・治療により本疾患の活動性を良好に管理できたとしても, 身体機能が著しく低下したり, 腎障害などの深部病変が後遺症として残存したり, 感染症を繰り返したりするようであれば, 患者視点では救われたと

JCOPY 498-02716

いう気分にはなれないでしょう.

　この問題を解決に近づけるための案はいくつかありますが，ここでは「早期発見」を強調しておきます．高齢者医療では発熱性疾患に遭遇する機会が多くその大半が感染症なのですが，少数ながら本疾患も潜んでいます．感染症などの他疾患がそれなりに除外されたならば，たとえ血管炎による浅部・深部病変の徴候がなくても早めに ANCA を測定し，陽性なら膠原病内科に相談していただきたいと思っています．発症早期には臓器病変を欠く（発熱などの全身症状だけがみられる）という段階がたしかにあるのです.

　本疾患だけでなく他の膠原病でも，**病状が出揃う（診断可能になる）までに時間を要する**ことはあります．この（病態が未成熟な）段階で膠原病の診断を予測することは専門医でも困難です．とはいえ，「**急速進行性の深部病変を呈することがある，高齢発症の膠原病疾患**」であるANCA 関連血管炎では特に，**初動を少しでも早くするべきだ**と考えています．ANCA 検査を外部に委託している場合は，結果が得られるまでに時間を要することもあります．そして，（膠原病全般にいえることですが）**病態が複雑化する前に（発症早期のうちに）治療介入した方が治療への反応が良く，長期的な安定にも繋がる傾向があります**．膠原病の診断は重大な決断なので，診断の精度を上げるために病態が完成するのを待つという考え方もありますが，その間に状態が悪化するというリスクとのバランスを意識しておく必要があります.

⑤膠原病には診断基準がないという考え方（研修医向け）

　厚生労働省の診断基準を用いる限り，たとえ ANCA 陽性でも血管炎による臓器病変がなければ診断に至らないので，この段階での ANCA測定は意味がないのではという考え方もあります．しかし「ANCA 陽性＋発熱のみ」での診断が不可能とは限りません.

　膠原病疾患間は境界が曖昧であることを述べました▶*p.9* 図 3-1 が，疾患間だけでなく，時に健常者と患者の境界も不明瞭です．このような膠原病疾患を，ひとつの基準を用いて全例を適切に診断することは不可

能といえます．このような背景から実は現在，**膠原病疾患に関する「診断基準」は国際的には存在しないようです**．厚生労働省の診断基準も，どちらかというと「分類基準」の意味合いが強いです [9)]．

　診断基準と分類基準の違いをおさらいしておきます．診断基準が臨床現場で個々の患者を「診断」するのが目的の基準であるのに対して，分類基準は疫学調査や治験などの「研究」が目的です．研究に際しては集団を均一化する必要があるので，典型的な症例を集めるための分類基準を用います．そのため臨床現場で「分類基準を満たすから診断した」というのは厳密には誤った使い方と言えます．

　それでは膠原病の診断はどのようになされるべきなのでしょうか．分類基準ももちろん大いに参考にしますが，**最も重要なことは鑑別すべき疾患を除外することです．膠原病らしさや免疫学的位置付けを探りつつ，他の可能性を除外するための臨床情報を集め，最終的にこれらの情報から総合的な判断をくだす**というのが主な流れとなります．あまりに漠然としたもののように感じられるかもしれませんが，変化自在な膠原病病態に太刀打ちするにはこちらも柔軟でなければなりません．診断/分類基準を絶対視せず，総合力で診断できるように訓練する姿勢が求められます（だからこそこの領域は魅力的なのです▶*p.155* 第 15 章 3）．

　話を顕微鏡的多発血管炎に戻します．たとえ基準を満たさなくても，非専門医（紹介元）による「（肺炎や尿路感染といった感染症を中心とした）Common Disease による高炎症らしくない」という感覚と，ANCA 陽性と（ANCA 陰性例もあるためこれも必須ではありません），専門医による除外診断を含む総合判断から，本疾患が強く疑われる場合は臨床診断して，患者やご家族とも相談（厚労省の診断基準を満たさない場合は指定難病として認定されにくいので医療費の補助が得られないという可能性もあります）の上，治療介入を考えても良い場合があるのではないかと思っています．治療に至らなくても，血管炎由来の何らかの臓器病変が出現したときにすぐに察知（診断確定）して治療介入できるように準備しておくだけでも，予後の改善に繋げられるでしょう．

JCOPY 498-02716

1-3 多発血管炎性肉芽腫症（granulomatosis with polyangiitis：GPA）

▶**本疾患の要点**

● 顕微鏡的多発血管炎との相違点は，「肉芽腫性病変」「鼻・耳などの上気道病変」「PR3-ANCA 陽性」の 3 点です．

①肉芽腫性炎症

　肉芽腫とは，慢性的な炎症反応によって生じる腫瘤性病変であり，免疫細胞が何者か（体内で処理するのが困難な異物など）を取り囲む（周囲から隔離してからだへの影響を最小限に留める）ようにして形成されるイメージです．炎症によって生じる病理学的表現型のひとつであり，本疾患ではまさにこの「肉芽腫性炎症」を起こします．肉眼視できる大きさの腫瘤を形成することもあれば，顕微鏡レベルの大きさに留まることもあります．

　大型血管炎（後述）でもみられますが，その場合は顕微鏡レベルの肉芽腫性炎症なので臨床像に与える影響は少ないです．これに対して**本疾患の場合は肉眼レベルの腫瘤も形成し得るため，肺の結節（±空洞）性病変などの独特な臨床像を伴います**．

②上気道病変

　上気道に病変を呈するのが本疾患の特徴です．膠原病で上気道病変といえば本疾患と再発性多発軟骨炎▶*p.131* 第 13 章 1 くらいです．

　ここでいう上気道とは EENT（眼 eye，耳 ear，鼻 nose，咽喉頭 throat）を指します（眼は上気道ではありませんがここではセットで覚えてしまいましょう）．**中耳炎・副鼻腔炎・鼻出血・鼻中隔穿孔・鞍鼻**を呈するため耳鼻咽喉科を受診することも多いです．まず浅部（上気道）病変が生じ，その後に深部（肺や腎臓）へ炎症が波及します．

　眼病変としては結膜炎や強膜炎をきたします．眼窩内の肉芽腫（眼窩偽腫瘍）による二次的な眼症状（眼痛や眼球突出など）も特徴的な所見

として知られています.

③ANCA 関連血管炎性中耳炎（otitis media with ANCA-associated vasculitis: OMAAV）

　多発血管炎性肉芽腫症（GPA）による中耳炎は OMAAV とも呼ばれます.病変が上気道に留まる場合（上気道型 GPA），現行の診断基準では GPA と診断できないという問題を解決すべく生まれたのが OMAAV という疾患概念です.日本耳科学会が 2015 年に策定した OMAAV の診断基準のおかげで，中耳炎だけを呈する上気道型 GPA にも対応できるようになりました.

　上気道型 GPA としての OMAAV をみた場合，そのまま上気道病変だけに留まることもあれば，（全身型）GPA の発症早期だということもあります.上気道型 GPA では ANCA の陽性率が相対的に低いことも知られており，「未成熟な GPA」というイメージがあります.とはいえ，難聴の進行により聾になったり，炎症が周囲に波及して顔面神経麻痺や肥厚性硬膜炎を伴ったり，あるいは急速に全身型 GPA に進行することもあるので，早期の診断・治療が必要です.

　OMAAV の治療は全身型 GPA に準じるので，耳鼻咽喉科と連携して（疾患活動性の評価を行っていただきつつ）膠原病内科で実施するのが理想の形だと思っています.

1-4 好酸球性多発血管炎性肉芽腫症（eosinophilic granulomatosis with polyangiitis: EGPA）

▶本疾患の要点
- 顕微鏡的多発血管炎（MPA）との相違点はⅠ型アレルギーの要素を併せ持つ点です.

　Ⅰ型アレルギーとは気管支喘息，アレルギー性鼻炎，好酸球性副鼻腔炎などを引き起こす病態です.自己免疫の標的が自己である（ちなみに

JCOPY 498-02716

自己炎症は標的もなく自然免疫系の細胞が暴れ回るイメージ）のに対して，狭義のアレルギー（Ⅰ型アレルギー）は「無害な非自己」への過剰な免疫反応を指します（Ⅱ～Ⅳ型アレルギーは自己も標的となります）．Ⅰ型アレルギーも「有害なレベルまで免疫反応が活性化している」という意味では膠原病と同じですが，膠原病疾患の中で（疾患概念レベルで）明らかにⅠ型アレルギーが併存するのは本疾患だけです．

　　Ⅰ型アレルギー疾患が先行した後に血管炎を発症するというのが本疾患の典型的な臨床経過です．

　　病理学的に肉芽腫性炎症を起こすことからE＋GPAという病名がつけられていますが，GPAのように肉眼的な腫瘤を形成することは稀で，上気道病変を有するもののⅠ型アレルギーによる（GPAの上気道病変とは性質が全く異なる）ものですので，E＋MPAと考えた方が理解しやすいと思っています．自己抗体もMPO-ANCAが陽性になります．

①深部病変

　　本邦では神経病変（多発性単神経炎）を高率に伴います．

　　MPAやGPAと同様に肺や腎臓に病変をきたします．肺にはMPAと同様に間質性肺炎や肺胞出血がみられますが，好酸球性肺炎を呈することもあります．もちろんⅠ型アレルギーによる気管支喘息も生じます．

　　他のANCA関連血管炎と比べて心病変が生じやすいです．特にANCA陰性EGPAにおいて目立つため，心病変にはANCAに関連した病態とは別の機序が関わっていることが示唆されます．ANCA関連病態とは別軸上の，Ⅰ型アレルギーにも繋がるようなEGPA特有の病態があるのだと思っています．

各論3：血管炎症候群

JCOPY 498-02716

105

▶**本疾患の要点**

● 大型血管炎の代表です．大動脈とその主要な分枝の血管壁に炎症が生じます．

● 主な浅部病変：大型血管，皮膚，関節

深部病変：なし（ただし虚血による二次的な病変は生じる）

自己抗体：なし

大型血管炎は自己炎症寄りの疾患です．免疫異常による直接的な深部病変を欠き，自己抗体も検出されません．

MHCクラスⅠ関連症▶*p.83* 第9章2-④のひとつであり，他の膠原病疾患と比べて遺伝的素因が強いものと考えられます．若年に多い▶*p.151* 表14-1 という本疾患の特徴もここに起因するのかもしれません．

①浅部病変

大型血管の炎症はよほど進行しない限り画像でしか見定めることができないので，疑わしい場合にはCT（造影が必要）やPET-CTを用いて血管壁の炎症所見を証明する必要があります．つまりこれらの画像検査ができない医療環境では本疾患の診断を確定することはできません．

皮膚には結節性紅斑がみられます．以下の臨床的見地から，**結節性紅斑は（皮膚病変の中でも）自己炎症的要素が強い病変だと考えています**．

①広義の自己炎症性疾患▶*p.115* 図11-1 であるベーチェット病や炎症性腸疾患でもみられます．

②その特徴的な皮膚所見から，他の膠原病でみられる皮膚病変に比べてより高炎症だという印象があります．

③好中球性皮膚症という自己炎症性の皮膚疾患カテゴリーがあり▶*p.85* 第9章2-⑥，結節性紅斑自体はここには区分されないものの類似した所見を呈する疾患が含まれています．

消化管病変として炎症性腸疾患がみられます．

②血管障害による二次的病変

　　虚血による間接的な（二次性の）臓器病変が，浅部と深部の別なく生じます．呈する病状は多岐にわたり，主なものは 表10-1 ▶p.95 にまとめていますが，加えて，上肢のしびれ・冷感・脈拍欠損がみられる（かつては「脈なし病」とも呼ばれていました）ことも理解しておきましょう．

③大型血管炎診療の注意点

　　実臨床において大型血管炎の診療に当たる際には注意すべき点があります．血管のサイズ（径や壁）が大きいため，閉塞/破綻による症状が発症早期にはみられません．つまり血管病変が進行して虚血症状を伴うまでは，**問診や身体診察から（一般的な検査を加えても）大型血管炎の存在が「自ずと」鑑別疾患として頭に浮かぶことはありません**．前述の浅部臓器の炎症性病変を伴っていたら膠原病らしさを察知することで大型血管炎を鑑別にあげることができるかもしれませんが（逆に皮膚・関節・消化管病変から大型血管病変の存在を疑うのは専門医でも難しいですが…），発熱や倦怠感などといった非特異的な全身症状だけということも多いです．

　　ここでアピールしたいのは大型血管炎診療の難しさではありません．本書では臓器病変の広がり（など）から膠原病疾患の免疫学的位置付けが見定められる▶p.21 表4-1 ことを紹介していますが，その一方で「**臓器病変が乏しい（全身症状だけを呈する）**」ことも特徴のひとつだということをお伝えしたいのです．そしてそんな時に思い浮かべるべき疾患の代表格が，大型血管炎（特に高安動脈炎）だというわけです．若年なら高安動脈炎，高齢なら次に紹介する巨細胞性動脈炎です．顕微鏡的多発血管炎のところで述べたように発症早期の小型血管炎でもこのような状態はあり得るため，高齢の場合は ANCA 関連血管炎（中でも顕微鏡的多発血管炎）も頭の片隅に置いていなければなりません．中年ならば後述の結節性多発動脈炎を忘れないようにします．**通常の診療行為（問**

診・身体診察・一般検査）だけではその存在を積極的にこちらへ訴えかけてこない膠原病疾患がある（初学者はまず高安動脈炎を覚えましょう）ことをあらかじめ知っておけば，見逃しのリスクを減らすことができます（第14章3④▶p.149でも触れています）.

3 巨細胞性動脈炎（giant cell arteritis: GCA）

▶本疾患の要点

● 頸動脈の各分枝に炎症が好発するタイプの大型血管炎です．外頸動脈の分枝である浅側頭動脈の病変が特徴的であるため，かつては側頭動脈炎と呼ばれていました.

● 主な浅部病変: 大型血管，関節
深部病変: なし（ただし虚血による二次的な病変は生じる）
自己抗体: なし

　大型血管の血管壁に顕微鏡レベルの肉芽腫性炎症を起こすため，「巨細胞性」動脈炎と命名されています（巨細胞は肉芽腫の構成要素のひとつです）．実は高安動脈炎も同様に肉芽腫性炎症をきたすため病理学的には巨細胞性動脈炎との鑑別が困難なのですが，高安動脈炎は（部位的に）生検できないこともあり，臨床現場でこのことが問題になることはありません.

　50歳以上の高齢者に発症します．若年発症の高安動脈炎とは対照的です.

　浅側頭動脈炎が特徴的であり，典型例であれば問診と触診だけでその存在を指摘することができます.

①浅部病変

　高安動脈炎とは異なり，大型血管の中でも頸動脈の各分枝に炎症が好発します．一見「大型」とは呼び難い血管サイズではありますが，大型血管に区分されるようです．大型血管の定義は「大動脈およびその主要

JCOPY 498-02716

な分枝」ですが,「主要な分枝」が「各臓器に向かい始める動脈」だと
解釈すれば納得できます.頭頸部には小さな臓器が集まっているので,
これらの各臓器に向かおうとする動脈も相対的に小さくなるのは仕方が
ありません.ちなみに高安動脈炎の基準には「大動脈とその第一分枝」
との記載があるものの本疾患にはそれがなく,頸動脈の各分枝の炎症を
重視していることがわかります.

　本疾患は大型血管炎ではあるものの,浅側頭動脈に炎症が及べば容易
に組織をとることができるので,病理所見を診断に役立てることができ
ます.そのため本疾患の基準にも他の血管炎(高安動脈炎を除く)と同
様に病理診断が含まれています.

　皮膚病変は原則みられません(浅側頭動脈炎を皮下に触れることはあ
りますが一次性の炎症性皮膚病変はみとめません).**数ある膠原病疾患
の中でも「皮膚病変がない」といえるのは本疾患とリウマチ性多発筋痛
症**▶*p.86* 第9章3 くらいです.

②血管障害による二次的病変

　同じ大型血管炎でも,高安動脈炎よりも本疾患の方が虚血による二次
的病変が生じやすいです.頸動脈の各分枝は血管径が狭いからです.中
でも知っておくべきなのが眼動脈病変です.失明に至る可能性もあり,
治療の緊急度や強度を定める上で重視されます.眼症状があればただち
に炎症を鎮める(ステロイドパルス療法を実施する)必要があるので,
本疾患を疑う場合はまず眼動脈病変の有無を確認します.

　顎動脈(の分枝)の虚血によって生じる下顎跛行という特徴的な症状
があります.食事の際の咀嚼運動により下顎部の痛みや疲労感が生じる
ので,咀嚼を間欠的に中止します.本疾患の約半数にみられる症状とさ
れています.

③リウマチ性多発筋痛症(PMR)を合併しやすい

　本疾患の3~5割にPMRを,PMRの1~2割に本疾患を合併すると
いわれています.

10

各論3:血管炎症候群

かつてはこのことを不思議に感じていましたが，膠原病マップ を作ってみると見事にその免疫学的位置付けが一致することが分かります▶*p.84* 図9-2．加えて，膠原病としては少数派である「高齢発症」「皮膚病変を欠く」という点も同様であり，今では両者の類似性については大いに納得しています．

逆にいえば，PMR にも大型血管炎に似た特性があるということになります．大型血管炎は「臓器病変が乏しい」場合があるのだと高安動脈炎のところで述べましたが，PMR も同様です．膠原病マップB では関節のところに○をつけていますが，滑液包炎だけを呈している場合は身体所見としては炎症の存在が確認できない▶*p.86* 第9章3-① ため，他覚所見として検出できるのは血液検査上の高炎症（CRP 高値など）や画像（MRI か関節エコー）所見だけとなります．

このような場合，PMR の臨床経験が乏しければ滑液包炎に由来する疼痛を「内科的な病的意義の乏しい関節痛/筋痛」だと勘違いしてしまう可能性があります．原因によらず高熱時には非特異的な関節痛や筋痛を伴うことがある上，高齢者はもともと（整形外科的な病状のために）あちこちの痛みを有していることも多いからです．積極的に鑑別にあげない限り診断に至りにくい という共通点からも，大型血管炎と PMR の近さを感じます．

④大血管型巨細胞性動脈炎（large-vessel GCA；LV-GCA）の存在（研修医向け）

大型血管炎を教科書で学ぶと，「若年発症が高安動脈炎，高齢発症が巨細胞性動脈炎（GCA）」であり，炎症の主座は「高安動脈炎が大動脈とその第一分枝で，GCA が頸動脈の各分枝」というイメージができあがります．学生レベルではこれで十分なのですが，実臨床では例外もあります．つまり，高齢発症でありながら頸動脈の各分枝の炎症が目立たない（大動脈とその第一分枝に炎症が生じる）大型血管炎も（少数派ながら）存在するのだということについてここでは紹介します．

このような場合，現行の GCA の基準（浅側頭動脈炎が重視されてい

JCOPY 498-02716

る）では診断に至らないので「高齢発症の高安動脈炎」と表現したいところですが，臨床像よりも発症年齢による区別が現状では重視されているため，LV-GCA と表現するのが一般的のようです．個人的には，非専門医も LV-GCA を見逃さないようにするために「高安動脈炎が高齢発症することもある」と啓蒙すべきではないかと考えています[10]．マニアックな病状ともいえる LV-GCA の存在を広めるよりも，（GCA よりも知名度の高い）高安動脈炎が高齢者にも稀ながら生じることがあるのだと紹介した方がインパクトもあって広まりやすいと思われるからです．

　高齢者では動脈硬化による壁肥厚を伴っていることも多く，たとえ造影 CT を撮影しても大型血管炎の存在を疑って読影しない限りその存在を指摘するのが難しいことがあります．腎障害を有するような場合には，よほど積極的に疑わない限りリスクを冒して造影剤を使用することもないでしょう．PET-CT は腎障害があっても実施できますが，地理的，経済的にそう簡単には実施できないということもあると思います．そのため，診断に至っていない高齢発症の大型血管炎が意外と潜んでいるのではないかと思っています．

4 ▌結節性多発動脈炎（periarteritis nodosa：PAN）

▶**本疾患の要点**
- 中型血管炎であるため，大型血管炎（高安動脈炎）と小型血管炎（顕微鏡的多発血管炎）のちょうど中間の臨床的特徴を有します．
- 自己抗体: なし

①結節性多発動脈炎が難しい理由

　本疾患は初学者にとって（専門医にとっても）苦手意識を抱きやすい疾患です．それがなぜなのかが分かれば少しは親しみやすくなるかもしれませんので，ここでその理由をあげてみます．

本疾患では免疫異常による一次的な病変と，血管障害による二次的な病変の両者が，浅部・深部臓器においてみられます　表10-1 ．後者の二次的な病状が中心であることと自己抗体陰性であることから，本疾患は**本質的には自己炎症寄り**だと考えていますが，その一方で一次的な病変の中には小型血管炎でみられるような神経病変（多発性単神経炎）が含まれることから自己免疫寄りと思える側面もあり，ちょうど大型血管と小型血管の中間の血管炎なのだと解釈できます．実は本疾患は，かつて小型〜中型血管炎の総称でした．その後 ANCA 関連血管炎などの小型血管炎が独立していったために現在では中型血管炎の代名詞となっていますが，実際には**小型血管炎病態が併存する**ような場合もあるわけです．

　ちょうど中間の血管炎病態であることを背景に，実に多彩な病状を呈することが親しみを抱きにくい最大の要因なのだと思います．診断基準の主要症候（10項目）をみても，①**全身症状**，②**一次性の浅部・深部病変**，③**二次性の浅部・深部病変**，といった異なる機序の病状が横一線に並んでおり，頭の中で整理しにくくなっています．自己抗体などの疾患特異性の高い所見に乏しい点も，初学者に嫌われる要因でしょう．

　中型血管までは肉眼視できるので，（高解像度）造影CT/MRIや血管造影といった画像検査が診断に有用です．皮疹を呈する場合は同部の生検（深めの組織を採取する必要あり）も有用です．ところがこれらの検査は，恵まれた医療環境でなければ実施できないという臨床上の問題点があります．後述するように重症化しやすいという問題もあります．これらの臨床的な難しさというのも，苦手意識の形成に繋がっているように思います．

②早期発見・治療が重要

　罹患血管が中型であるため，小型血管炎と比べると閉塞/破綻や虚血による二次的な臓器障害が生じにくい（全身症状が先行する期間が長い）という側面がある一方で，障害血管１本あたりが栄養する領域が広い　図10-1 ため，閉塞/破綻をきたした際に生じる**臓器障害の重症度が高くなりやすい**傾向があります．そのためひとたび臓器病変が出だすと

JCOPY 498-02716

一気に進行（重症化）するという特徴があります.

　顕微鏡的多発血管炎は「高齢発症であるため早期発見・治療が重要」だと述べましたが，本疾患は「重症化リスクが高いため早期発見・治療が重要」といえます. 臓器障害が始まる前の「全身症状（発熱など）だけ」という早期のタイミングで治療介入するのが理想ですが，前述のように診断のハードルが高めであり，自己抗体も陰性であることから，現実にはなかなか難しいのが実状でしょう.

　発症早期の本疾患への対応を可及的速やかに行うためにできることは，厳重なモニタリングです. 他疾患が除外されて膠原病疾患（中でも小型〜中型血管炎）が鑑別の上位になった中年の不明熱患者の場合，（可能ならば入院していただき）皮膚，関節，腎臓，神経といった臓器を中心に細かく経過をみて，血管炎による臓器障害が顕在化した時点ですぐに治療介入できるように準備しておくのが理想的だと考えています.

Chapter 11

自己炎症性疾患

　自己免疫とも自己炎症とも解釈できる「自己免疫-自己炎症の境界領域疾患群」（ベーチェット病と成人スティル病）を次章で解説するための準備として，本章では純然たる自己炎症性疾患について説明します．

　自己炎症性疾患の概念を知るまではベーチェット病や成人スティル病がなぜ他の膠原病疾患とは臨床像が異なるのかを理解できず，診療の際にも苦痛を感じていました．たしか 2008 年頃に日本内科学会雑誌の総説 [11] などを通じて不勉強な筆者の元にも自己炎症性疾患の考え方が届くようになりましたが，そのときようやくベーチェット病や成人スティル病に抱いていた違和感が解消され，まさに頭の中の霧が晴れるような気分でした．それまでは診断もつけられず対応に苦慮していた家族性地中海熱の症例にも適切に対応できるようになり，外来診療が一気に楽になったことを記憶しています．

狭義・広義の自己炎症性疾患

　自己炎症性疾患の疾患概念は 1999 年に産声を上げ，その後 10 年くらいかけて本邦の膠原病内科医にも広まりました．第 4 章 4 ▶ p.20 で紹介したように，自己炎症性疾患は「浅部病変のみ（深部病変なし）」「自己抗体陰性」「発作性の経過」「高炎症」という臨床的特徴を有します．

　第 5 章 1-② ▶ p.24 でも触れましたが，自己炎症性疾患は遺伝的素因の強さで大別されます．多因子疾患である膠原病は多くの遺伝要因と環境要因が複雑に絡み合って発症しますが，純然たる自己炎症性疾患は単一遺伝子の異常によって発症します．この単一遺伝子性の（遺伝要因の寄与度がきわめて強い）自己炎症性疾患のことを「狭義の」自己炎症性疾患と呼びます．これに対して，病態的には自己炎症性疾患だと考えら

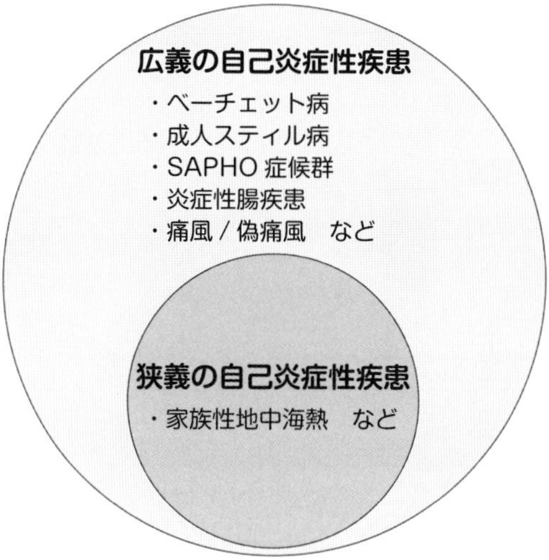

図 11-1 狭義・広義の自己炎症性疾患に含まれる主な疾患

れるものの特定の（単一の）遺伝子異常に起因しないものを「広義の」自己炎症性疾患と呼びます **図 11-1** .

　狭義の自己炎症性疾患は遺伝的素因の強さを反映して（発症への後天的要因の寄与度が低いため）好発年齢が若く，そのため多くが小児科で扱われます．一方で広義の場合は発症に環境要因が深く関わるため好発年齢が相対的に高いです．

　「自己免疫-自己炎症の境界領域疾患群」は広義の自己炎症性疾患に含まれるカテゴリーです．膠原病の上端（自己炎症寄り）に位置すると同時に，自己炎症性疾患の下端（自己免疫寄り）に区分されます **膠原病マップ A** .

　本章では，狭義の自己炎症性疾患の中でも患者数が最多であり，また（好発年齢が相対的に高いため）内科でも扱うことが多い家族性地中海熱について紹介します．本疾患を理解することは膠原病全体を学ぶ上でも欠かせません．

1 家族性地中海熱（familial mediterranean fever：FMF）

▶**本疾患の要点**

● 主な浅部病変：関節，皮膚，漿膜

深部病変・自己抗体：なし

①高純度の自然免疫異常が病態を形成する

狭義（単一遺伝子性）の自己炎症性疾患はいずれも稀少疾患ではありますが，本疾患はその中では最多であり，（本書執筆時点で）唯一医師国家試験の出題範囲にも入っています．

病態に関わるのは自然免疫異常だけで，獲得免疫異常の要素はありません．臨床像をみても，自己炎症の臨床的特徴を有しつつ，自己免疫の特徴は全くみられません．他の免疫異常の混じり気がない（自然免疫異常だけで構成されている）という点で，非常に美しい疾患だと思っています．小児科領域の臨床経験が限られる（他の狭義の自己炎症性疾患の経験が多くない）筆者としては，実感として免疫学的な美しさ（純度の高さ）を感じる全身性の免疫疾患は家族性地中海熱（の典型例）だけです．

自然免疫と獲得免疫の両者の免疫異常が混在した疾患（自己免疫）だけを学んでいる間は免疫異常と臨床症状を関連づけることができませんでしたが，本疾患（を含む自己炎症性疾患）の定義付けがなされたおかげでようやくそれが可能になりました．本疾患が 膠原病マップ の上方に位置し軸足になることで，相対評価によって各膠原病疾患の位置付けを見定めることができました．本疾患を学んだとき，初めて膠原病の全体像を垣間見た気がして大層感動したものでした．

②発作性の全身症状（発熱）が主症状

全身性の高炎症発作を繰り返します．39〜40℃に達するような高熱が突然出現して，数日以内に自然軽快します．心身のストレスや月経など

JCOPY 498-02716

が誘因になるときもあれば，誘因が特定できない場合もあります（日常のごくありふれた何らかの刺激が誘因になっているのだと思っています）．随伴する漿膜炎や関節炎なども，発熱に同期して発作性の経過を辿ります．発作の間隔は1（～2）カ月程度が多いようです．発作時にはCRPが上昇しますが，発熱がおさまれば陰性化します．

③浅部病変

関節病変は大関節に単関節炎で現れることが多く，いかにも自己炎症的です▶*p.80* 表9-1.

本疾患で忘れてはならないのが，漿膜病変が起きやすいことです．発作時には腹膜や胸膜の炎症による腹痛や胸痛を伴います．

その他，皮膚，髄膜などにも症状が出現します．髄膜は（純然たる自己炎症性疾患である本疾患で病変が生じるということから）免疫学的には浅部臓器だと考えています（髄膜は厳密には漿膜には含まれませんがセットで覚えると楽です）．

④治療

本疾患の炎症は直接的には深部臓器を侵さないため一見予後は良さそうですが，長期に亘る炎症発作の積み重ねは二次性アミロイドーシスに繋がります．消化管や腎臓などの浅部・深部臓器に（アミロイドの沈着による二次的な）障害が生じると予後不良になるので，やはり炎症は制御すべきです．そうでなくても，突然出現する炎症発作の繰り返しは日常生活に多大な影響を与えるので，その意味でも発作を予防することが望まれます．

発作予防には，気持ちが良いほどコルヒチンが効きます．「コルヒチン有効」が診断根拠のひとつになるほどです．

⑤コルヒチンは古くて新しい薬剤

コルヒチンは，（自然免疫系細胞である）好中球の過剰な働き（遊走能）を制御する薬剤です．本疾患に著効することを述べましたが，もと

もとは（好中球の活性化が病態に深く関与する）痛風やベーチェット病 ▶p.125 第12章1 によく効くことが古くから知られていました．これらも（広義の）自己炎症性疾患に区分される疾患 図 11-1 なので，**コルヒチンは（好中球が関わる）自己炎症性の病態全般に有効性を発揮する可能性がある薬剤**だといえます．

コルヒチンは免疫調節薬に区分される薬剤 ▶p.29 表5-1 であり，多くの膠原病治療薬（広義の免疫抑制薬）で問題になるような感染症などのリスクがなく，非常に使いやすい薬剤です．副作用として腹部症状（下痢）がよくみられますが，減量か中止ですぐに改善します．

以下は余談です．コルヒチンは古い薬ながら現在も興味深い臨床研究が行われています．近年，**慢性炎症が関与する生活習慣病などを広義の免疫疾患と捉える**向きもありますが[12]，このような考え方を背景にコルヒチンが心血管イベントを抑制する可能性が指摘されています[13, 14]．2017年に生物学的製剤（IL-1阻害薬）による心血管イベント抑制効果が報告されましたが[15]，費用対効果と感染症リスクの観点から実用化は非現実的でした．ところがコルヒチンであれば安価で安全性も高く，動脈硬化性疾患への適応拡大も十分に可能だと思われるので，今後のさらなる検討が期待されます．コルヒチンは古くて新しい薬剤なのです．

このように疾患や分野の枠組みにとらわれず，優れた薬剤を上手に活用して治療を最適化していく動きは素晴らしいことだと思っています．個人的には本疾患やベーチェット病以外の自己免疫/自己炎症に関しても，症例によってはコルヒチンが大なり小なり有効性を発揮することがあり得るのではないかと考えています．SLEで用いられる免疫調節薬であるヒドロキシクロロキンにも同じことがいえますが，既存の枠組みを超えて有効活用できないかを探るような検証が今後幅広くなされていくことを密かに期待しています．

JCOPY 498-02716

2 ▶ 原発性免疫不全症（primary immunodeficiency disease: PID)(専門医向け)

　　原発性免疫不全症（PID）は（筆者視点では）謎の多い領域なので（初学者向けの）本書で触れるべきかは悩みましたが，狭義の自己炎症性疾患を包含する概念（後述）であり，図 4-1 ▶*p.15* でもその重要性をアピールしているので，導入部だけ紹介させていただきます．本書の範疇を超える専門医レベルの内容なので学生や研修医の皆様はこのパートは飛ばすようにしてください．

①原発性免疫不全症の本当の姿

　　免疫系を司る分子をコードする遺伝子のひとつが先天的な異常をきたすことによって生じる（単一遺伝子性の）免疫疾患を PID と呼びます．2020 年時点で 400 以上の疾患が明らかになっていますが，2017 年時点での疾患数が 354，2015 年時点では 229 でした．つまり近年，遺伝子解析技術の進歩に伴って加速度的に新規の PID が発見されています．あたかも，かつてのサイトカインハンティング（新しいサイトカインの発見にしのぎを削ること）のようで，PID ハンティングとも呼べる状況になっています．免疫系に関連する遺伝子の数は数千（あるいはそれ以上）に及ぶとされており，今後まだまだ新しい疾患がみつけ出されていくことでしょう．このような中，PID についてさまざまなことがわかってきています．

　　病状としてまず頭に浮かぶのが易感染でしょう．免疫に関わる分子がその遺伝子の異常によって機能不全となり，生体防御機構としての免疫機能が破綻することで易感染状態になります．ところが実はこれだけではありません．免疫系には制御（抑制）する側の細胞やサイトカインもあるので，これらに関わる遺伝子に異常が生じると脱抑制状態となり，自己免疫や自己炎症をきたすことになります．一般に遺伝子異常といえば機能喪失型（loss-of-function: LOF）の遺伝子変異が思い浮かびますが，実際には機能獲得型（gain-of-function: GOF）の遺伝子変異に

よって自己免疫や自己炎症が起きることもあります．このように PID にはいわゆる「免疫不全症（易感染）」のみならず「免疫制御不全（自己免疫/自己炎症）」も含まれることから，現在は「原発性免疫異常症（inborn errors of immunity：IEI）」（遺伝性免疫疾患と訳すこともあります）と呼ぶことになっています（本書では馴染みのある PID の呼称を用いています）．

　（国際免疫）学会による分類（IUIS 分類）では，どの免疫系に異常があるかによって 10 種類のカテゴリーに分けられています．大雑把にいえばこのうちの第 4 群が自己免疫，第 7 群が自己炎症をきたすものと表現できます．つまり PID の第 7 群は，狭義の自己炎症性疾患と同義となります．実際にはその他の群でも疾患によっては自己免疫や自己炎症を伴うことがあり，ひとつのカテゴリーに当てはめることが難しい疾患もあるため，この分類は絶対的なものではありません．

②なぜ膠原病内科医が原発性免疫不全症を知っておくべきなのか

　PID は定義の上では「発症原因は遺伝的素因がすべて」であるため，稀少疾患かつ小児科領域として認識されていますが，主に成人を扱う膠原病内科医も多少なりとも知っておくべきだと考えています．理由は以下の 4 つです．

1) 自己免疫や自己炎症を呈する疾患が含まれる．
2) 診断や治療の進歩により成人へのキャリーオーバーが今後増加する．
3) 成人期に発症（あるいは顕在化）する非典型例が存在する．
4) 成人発症しやすい PID が存在する．

このうち本書で紹介しておきたいのは 3) です．

③原発性免疫不全症の複雑性

　単一遺伝子疾患と聞くと均一な集団をイメージしがちですが必ずしもそうではないことがわかってきています．同一遺伝子の異常であって

JCOPY 498-02716

も，遺伝子変異の部位によって異なる病状を示し，時には真逆ともいえる表現型を呈することもあります．全く同じ遺伝子変異を有していても，健常者から重症者までさまざまな表現型を呈することもあります．また同一症例でも，加齢によって病状が変わっていくこともあります．

　これらのことから，PID は単一遺伝子疾患だとされているものの，実際には後天的な要因が病状を修飾する可能性や，2つ以上の遺伝子が発症や臨床像に関与する可能性などが考えられています．**教科書的ではない（非典型的な）症例が意外に多く存在し，その中には「成人発症例」が含まれることを膠原病内科医も知っておく必要があります．**PID だからといって必ずしも**遺伝子検査だけで診断が確定するわけではない**ことも理解しておくべきでしょう．

　さて，ここで前述の家族性地中海熱について補足しておきます．本疾患でも「コルヒチンが効きにくい」などの非典型例が経験されるので，病態形成への環境要因などの関与が考えられます．他の狭義の自己炎症性疾患よりも家族性地中海熱の発症年齢が高めなのはそのような要素（後天的要因の関与）が相対的に強いからなのかもしれません．また，原因遺伝子は *MEFV* 遺伝子ですが，実は変異を起こす（同遺伝子内の）部位によって臨床像が異なる場合があることも明らかになっています．典型的な病状を呈しやすい変異もあれば，非典型的な経過を辿りやすい変異もあります．多様な病状を家族性地中海熱というひとつの病名で表現することには無理があることから，近年 *MEFV* 遺伝子の変異を伴う免疫疾患を pyrin-associated autoinflammatory diseases（PAAD）という概念で包括し，家族性地中海熱（の典型例）はそのひとつのサブタイプだとする考え方が提唱されています．今後さらに本疾患の定義が整理されていくことでしょう．

④気づかないうちに原発性免疫不全症に遭遇しているかも

　以上のいわば「不都合な真実」を知ることで，もはや PID の学習意欲が失われてしまっているかもしれませんが，本書では「膠原病診療で**気づかないうちに PID 症例に遭遇している可能性がある**」ということ

だけでも認識しておいていただきたいと思っています.

　PID 症例の中には少数派ながら，自己免疫疾患，自己炎症性疾患，アレルギー性疾患，あるいは悪性腫瘍が前面に出て発症する（つまり易感染が目立たない）場合があります．このうち膠原病内科医が対峙するのは自己免疫疾患（膠原病）や自己炎症性疾患の病状を呈した成人発症例ということになりますが，この場合は病状だけから（狭義の自己炎症性疾患以外の）PID を疑うことはほぼ不可能だといえます.

　遺伝的素因が強く，かつ易感染の特性が潜在する PID 症例である限り，たとえ自己免疫や自己炎症の病態が主体のように見えても治療に難渋することが多いです．炎症を制御することが難しいだけでなく，治療を始めた途端に易感染が顕在化することもあります．少なくとも正確な診断をつけない限り，管理にとても苦労することでしょう．PID の診断に至るということは原因遺伝子が判明することを意味しますので，分子標的薬などを用いて効率よく自己免疫/自己炎症病態を制御できる可能性があります．造血幹細胞移植や，将来的には遺伝子治療により，完治に導ける可能性もあります．膠原病の場合，たとえ診断に至らなかったとしても免疫学的な位置付けさえ見定めることができれば治療は可能だと考えていますが，PID の場合は診断に至る場合とそうでない場合とで予後が大きく変わってきますので，できる限り診断にはこだわりたいところです.

　筆者がこのように考えるに至ったのは，まさにそのような難解な症例に遭遇したことがあるからです[16].　易感染の病歴も免疫疾患の家族歴もない高安動脈炎の若い女性でした．高安動脈炎としては稀な臓器病変が併存していましたが，ただの非典型例（おかしな表現ではありますが…）だと認識していました．難治であったため強力な免疫抑制療法を要しましたが，一方で多様な感染症を繰り返しました．免疫抑制療法中であることを加味しても違和感を覚えるレベルの易感染でしたがその段階では気づかず，その後 IgG の低下が顕著となりそこで初めて PID の存在を疑うことになりました．この症例を経験してから，免疫疾患は「自己免疫」と「自己炎症」だけでなく「免疫不全」も連続性のものとして

JCOPY 498-02716

認識しておくべき▶*p.15* 図4-1 だと考えるようになりました.

⑤原発性免疫不全症の非典型例を疑ったときにどうすべきか

　　PID を疑ったときに具体的にどのように対応すべきかについては他誌 [17, 18)] をご参照ください. 診断には遺伝子検査を含めた総合評価が必要であり, 専門的な知識やスキルが求められます. PID の臨床経験が乏しい多くの膠原病内科医にとって（家族性地中海熱の典型例以外の）PID の診断は困難を極めるので, 実際には専門の先生方に相談することになります. 日本免疫不全・自己炎症学会（JSIAD）のホームページ上の症例相談用フォームから情報を送信すれば, 窓口となる先生から連絡（アドバイス）をいただくことができます.

　　明らかな易感染の病歴や家族歴, あるいは治療前の免疫グロブリン値・補体価・白血球分画の明らかな異常があれば PID を疑うことができるかもしれませんが, そうでなければ現状では PID の非典型例を拾い上げることは少なくとも非専門の医師にとっては不可能に近いでしょう. そんな中でも PID を疑うとすれば「治療への反応があまりに良くない」「通常ではみられないような臓器病変の組み合わせ」「免疫抑制療法中とはいえ易感染の度が過ぎる」という場合だと思います. ただ, これだけの根拠で JSIAD に相談するのは（相談される側の負担を考えると）現実的ではありません. 治療抵抗例を含む非典型例は膠原病診療ではしばしば経験されますし, もちろん感染症も日常茶飯事だからです.

　　これらの症例に遭遇したときにまずすべきことは, 病歴の洗い直しです. PID の可能性を探るのに特化した問診を行います. 「PID を疑う 10 の徴候（インターネットで検索すればすぐに出てきます）」を念頭に置いて具体的に質問していきます. 中耳炎などは感染症だと患者が自覚していない場合もあります. また易感染というとさまざまな微生物に対する抵抗力が落ちるというイメージだと思いますが, 中には特定の微生物に対してだけ易感染性を呈する PID があることも意識しておくべきです. 家族歴も, PID だけではなく免疫疾患全般の情報を集めます. 同じ遺伝子変異であっても表現型が大きく異なることもあるからです. そ

して小児期の何らかの免疫疾患の既往は（強い遺伝的素因の関与が示唆されるので），PID を疑う根拠になる場合があります．

PID を疑った際には病歴の洗い直しと同時に，高次医療機関，中でも JSIAD の連携施設（ホームページから検索可能）への相談（紹介）を検討することになります．PID は（公的には 10 万人当たり数人程度とされていますが）軽症例を含めると実は 1,000 人に 1 人だという試算もなされている [21] ので，いざというときにすぐに対応できるように，疑った場合の手順を一度シミュレーションしておくと良いと思います．

以下は余談です．低補体血症や白血球分画異常（ここではリンパ球減少を指します）があれば PID を疑うひとつの根拠になりますが，膠原病内科医にとってこれらの所見でまず頭に浮かぶのは SLE ▶ p.58 第 8 章1 でしょう．典型的な SLE であれば問題はありませんが，除外的に SLE の診断に至るような場合には注意が必要かもしれません．またさらにややこしいことに，PID の中には SLE 様の病状を呈するものもあり，monogenic lupus という用語も存在します [19]．そもそも SLE は膠原病疾患としては発症年齢が若く，家族歴を有することも多いのでいかにも遺伝的素因が強そうですが，monogenic lupus の延長線上にあるものだと考えると納得できます．たとえば，臨床的には明らかに寛解だといえる状態が長期間続いているにもかかわらず，一貫して低補体血症が不自然に持続しているような SLE 症例を経験しませんでしょうか．（たとえが適切であったかはわかりませんが）このような，我々にとって不自然だなと思える SLE 症例の中に実は PID 素因を有する症例が紛れているのかもしれません．経過が悪くなければ臨床的に PID の可能性を突き詰める（診断をつける）必要はないのでしょうが，個人的には米国留学中に行った関節リウマチ研究のひとつ [20] で扱っていた遺伝子が monogenic lupus の原因遺伝子のひとつだったこともあり，この領域には関心を抱いています．

JCOPY 498-02716

12 各論4： 自己免疫−自己炎症の境界領域疾患群

1 ベーチェット病（Behçet's disease： BD）

▶本疾患の要点

- 主な浅部病変： 皮膚・粘膜，眼，消化管，中型〜大型血管
  深部病変： 神経
  自己抗体： なし

　自己免疫の要素を一部併せ持つ（広義の）自己炎症性疾患▶*p.115* 図11-1 であるため，後述の成人スティル病とともに本書では「自己免疫-自己炎症の境界領域疾患群」というカテゴリーに区分しています．

　MHC クラス I 関連症▶*p.83* 第9章2-④のひとつであり，他の膠原病疾患と比べて遺伝的素因が強いものと考えられます．

　本疾患でみられる自己免疫的要素とは，「深部臓器（である神経）に免疫異常による一次性の病変が生じる」「（発作性でなく）進行性の経過を辿ることがある」の2点です．

①浅部病変

　皮膚・粘膜病変の「口腔内潰瘍・陰部潰瘍・結節性紅斑」の3つは特徴的なのでぜひ丸暗記しましょう．高安動脈炎のところ▶*p.106* 第10章2-①で説明したように結節性紅斑は自己炎症的な皮疹だと思っています．また口腔内潰瘍と陰部潰瘍も，（自己炎症的反応である）ケブネル現象▶*p.59* 第8章1-②の関与が考えられます．毛嚢炎様皮疹（ざ瘡様皮疹）もみられますが，やはりこれも自己炎症性（好中球性）の皮疹だと解釈しています．

眼病変としてぶどう膜炎を呈します．分子標的薬（TNF 阻害薬）が
登場するまでは管理に難渋することも多かった病変です．ぶどう膜炎の
患者に遭遇した場合，膠原病内科医の視点では本疾患に加え脊椎関節炎
▶*p.80* 第9章2と後述するサルコイドーシスを（そしてできれば再発性
多発軟骨炎第13章1▶*p.131* も）思い浮かべる必要があります．

　本疾患と同様に広義の自己炎症性疾患に区分される炎症性腸疾患▶
p.115 図11-1 のような消化管病変（腸管ベーチェット病）を呈します．
消化管病変だけを見比べると炎症性腸疾患との鑑別が困難な場合もある
ようです．ちなみにそのような時は強引に診断をつけようとするのでは
なく，正確な診断をつける努力をしつつも「自己炎症性の病態である」
のだとひとまず広めに捉えると良いでしょう（第9章3-⑥▶*p.89* でも
同様の考え方を紹介しました）．

　中型〜大型血管（を中心としたあらゆるサイズの血管）に病変をきた
します（血管ベーチェット病）．血管炎症候群が原則として動脈病変で
あるのに対して，本疾患では静脈病変が優位です．中でも血栓性の静脈
病変をきたすことが多いようです．

　大関節優位の関節炎がみられるのもいかにも自己炎症的です▶*p.80* 表9-1．

②深部病変

　脳炎や髄膜炎をきたすことがあります（神経ベーチェット病）．免疫
学的に髄膜炎は浅部病変▶*p.117* 第11章1-③で，神経病変は深部病変だ
と思っています．神経病変は本疾患が持つ自己免疫的要素を反映した病
状なのでしょう．なお，第9章2▶*p.80* の導入部で触れたように神経病
変でも「中枢側は自己炎症寄り，末梢側は自己免疫寄り」が適用できる
のかもしれませんが話がさらにややこしくなってしまうのでその考え方
については割愛します．

③針反応

　針を刺入するとそこに主に好中球が集まり小膿疱を形成するという針
反応が陽性になります．本疾患では自然免疫系細胞（中でも好中球）が

刺激に対して過敏な状態になっており，機械的刺激が加わると過剰に反応するわけです．ケブネル現象と原理は同じです．

④サルコイドーシス

　サルコイドーシスはベーチェット病とは無関係ですが，ぶどう膜炎のところで触れたのでここで少しだけ紹介させていただきます．サルコイドーシスも全身性の免疫疾患ですが，発症には環境要因（細菌感染など）が深く関与するようです．原因が「細菌感染」の場合でもいわゆる「感染症」という意味ではなく，感染を契機とした**二次性**の**過剰な免疫反応によって生じる疾患**（その意味では病巣感染▶*p.84* 第9章2-⑤に似た要素も多少はあるのでしょうか？）だと認識しています．常在性のアクネ菌に対する（Ⅳ型）アレルギー反応により肉芽腫性炎症を起こすという説が有名です．自然に軽快する症例も多いという点も，遺伝要因よりも環境要因の，それもごく少数の要因に起因する疾患であることを示唆します▶*p.39* 第6章3．膠原病内科との親和性が高い疾患だと思っていますが，紙面の都合で本書ではこれ以上の説明を割愛します．

▌2　成人スティル病（adult Still's disease: ASD）

▶本疾患の要点

● 主な浅部病変：皮膚，関節
　深部病変：（一次性のものは）なし
　自己抗体：なし

　ベーチェット病と同様に，広義の自己炎症性疾患のひとつでありながら自己免疫疾患としての要素を併せ持つ疾患です．

　本疾患でみられる自己免疫的要素は，（病態が完成したら）発作性ではなく進行性の経過を辿ることが多い点です．

　いかにも自己炎症的な，全身性の高炎症に起因する病状を呈します．**ベーチェット病は自己炎症病態が各臓器に向かっているのに対し，成人**

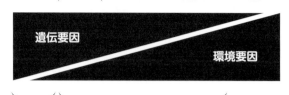

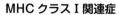

成人スティル病

遺伝要因

環境要因

原発性免疫不全症　　　膠原病

図 12-1　発症要因からみた免疫疾患の位置付け

スティル病では全身症状（発熱）に集中しているようなイメージです.
患者をみると炎症が体外に溢れんばかりの印象を受けます.

　発熱は 39℃以上に達するようなスパイク熱（弛張熱ないし間欠熱）
をきたします. 弛張熱は日差が 1℃以上で最低体温が 37℃以上のもの,
間欠熱は最低体温が 37℃以下のものを指します. この特徴的な発熱ス
タイルは, 自己炎症の発作性の要素に近いものを感じます.

　後述するように本疾患の発症には環境要因がより深く関わる傾向があ
るものと考えています 図 12-1 . そしてその場合, 深い寛解状態をし
ばらく維持することができれば, そのまま維持療法を終えられる（治癒
に至る）ということがあります▶*p.39* 第6章3（論文の主旨は異なりま
すが自験例を報告しています [22]). IL-6 阻害薬（トシリズマブ）が保険
適用になってからは, これまでなら対応に苦慮していたような「ステロ
イド抵抗例」や「ステロイド減量の度に再燃を繰り返す症例」でも,
IL-6 阻害薬導入後に速やかに改善し, ステロイド薬を中止できるよう
なことも経験されるようになっています.

①主な病変

　瘙痒などの自覚症状や角化などの表面上の変化に乏しい, 淡い紅斑
（サーモンピンク疹）が発熱時にみられます. 解熱すると消失する点も, い
かにも自己炎症的な印象を受けます. 一見皮疹がなくても, 機械的刺激に
より紅斑が誘発されることもあります（ケブネル現象▶*p.59* 第8章1-②).

　浅部病変としての関節病変（関節炎）に加え, 全身症状としての非特

JCOPY 498-02716

異的な関節痛もみられます．ちなみに本疾患は全身症状が主体の全身型と関節炎が主体の関節型とに大別されますが，本邦では前者（全身型）が大半です．関節炎はやはり大関節に多い傾向があります▶*p.80* 表9-1.

本疾患で特徴的なのが咽頭痛をきたす点です．以下の理由から，この咽頭痛は本疾患によって生じた上気道病変というより，原因側の症状ではないかと考えています．

①膠原病全体を通じて，免疫異常による一次的な病変として咽頭炎をきたすことは稀である．
②日常診療で咽頭痛をきたす場合の大半が感染（ウイルス）性である．
③膠原病の発症に関わる環境要因にはウイルス感染もあげられる．
④本疾患は若年に好発する割に遺伝要因の関与を示唆する報告が相対的に少ない（報告は多数あるが原発性免疫不全症やMHCクラスI関連症のような決定的な遺伝要因は指摘されていない）．

以上の理由から，上気道の何らかのウイルス感染が本疾患の発症に関与した場合に咽頭痛をきたすのではないかと考えています．ただし自己炎症的な免疫反応によって咽頭の炎症が過剰に現れているという側面はあると思います．

また本疾患では肝障害を呈しますが，免疫異常による一次的な肝臓病変ではなく，たとえばウイルス感染時に非特異的にみられるような，高炎症などに伴う二次的な病状だと考えています．

②マクロファージ活性化の関与

本疾患では血清フェリチン値が著増します．多くはあっさり4桁（1,000）以上になり，5桁以上のこともしばしば経験されます（イメージ重視のためすごくアバウトな表現であることをお許し下さい）．感染症や他の膠原病ではたとえCRPが高くてもフェリチンが1,000を超えることはなかなかありません．本疾患のフェリチン著増は，マクロファージの過剰な活性化に起因するものと考えられています．

マクロファージなどが活性化する過程で（IL-6などの）炎症性サイトカインが大量に産生され「サイトカインストーム」という状態にな

り，炎症がますます増幅してマクロファージの活性化レベルの度が過ぎるようになると，SLEのところ▶*p.59* 第8章1-②でも触れたマクロファージ活性化症候群（macrophage activating syndrome：MAS^{マス}）という重篤な病態に発展します．骨髄像で血球貪食の像を認める場合は血球貪食症候群（hemophagocytic syndrome：HPS^{ヘモファゴ}）とも呼ばれます．ちなみに血球貪食症候群にはいくつかの原因がありますが，その中にウイルス（ウイルス関連血球貪食症候群（virus-associated hemophago-cytic syndrome：VAHS^{バース}））が含まれます．成人スティル病の重篤病態がVAHSの病状と重なる点も，環境要因としてウイルス感染が関わることが多いのではと考える理由のひとつになっています．

③成人スティル病と診断するときは覚悟を要する（研修医向け）

　本疾患でみられる高炎症とそれに伴う臨床所見は非特異的なものばかりですので，からだに強い炎症を引き起こす誘因があれば本疾患以外の原因でも生じ得ます．治療のコンセプトが膠原病とは真逆である感染症や悪性腫瘍もその原因に含まれるので，本疾患の診断をつけることは専門医にとってもかなりスリリングな作業です．経験を積むほど多彩なmimicker（似て非なるもの）の存在を知ることになるので，診断時の緊張感はむしろ増しているようにも思えます．

　本疾患以外の原因によって（本疾患の）基準を満たすような高炎症状態になっていたとしても，その時点ではどうしても（精査をしても）原因疾患を固定することができないということがあります．たとえ原因疾患の目星がついていても，それを証明することができないということも経験されます．このような場合は，暫定的に成人スティル病と診断して治療介入せざるを得ないということになります．診断を優先することで治療が遅れると，患者の苦しみが続くだけでなく救命できないこともあるからです．

　（他の原因疾患の潜在が疑われるような）非典型例であれば当然ですが，たとえ典型例であっても，成人スティル病と診断して治療を行う場合は，今後何らかの（成人スティル病以外の）原因疾患が顕在化するという可能性も意識して経過をみていくべきだと考えています．

JCOPY 498-02716

13 各論5： その他の膠原病

前述の4つのカテゴリーのいずれにも該当しない膠原病疾患（再発性多発軟骨炎，抗リン脂質抗体症候群，IgG4関連疾患）をこちらにまとめました．それぞれが全く異なる病態なので 膠原病マップ 上で一括りにすることには抵抗がありましたが，簡略化することを優先しました．そのため 膠原病マップ 上の位置付けが，筆者の思う本来の位置付けとは多少ずれている点をご了承下さい（ただし学ぶ上での支障はありません）．

1 再発性多発軟骨炎（relapsing polychondritis: RP）

▶本疾患の要点

- 軟骨が分布する上・下気道や，その他の浅部臓器を中心に炎症が生じます．
- 主な浅部病変： 軟骨，関節，上気道，下気道（気管，気管支），眼，大型血管

  主な深部病変： 神経，腎

  自己抗体： 抗コラーゲン抗体？

以下の特徴から，本疾患は**本質的には自己炎症寄りの疾患**だと思っています．

①浅部病変（中でも軟骨病変）が主軸．

②（軟骨関連病変を除くと）臓器病変がベーチェット病▶p.125 第12章に類似する．

③「発作性」とまではいえないものの自然寛解と再発を繰り返す経過を辿ることが多い.

④疫学上の性差がない▶*p.150* 第 14 章 4.

①浅部病変

軟骨が多く分布する上・下気道（耳・鼻・喉頭・気管・気管支）に病変が生じます（下気道は本来深部臓器ですが本疾患で標的になるのはそのうちの軟骨なのでここでは浅部臓器として扱います）. 本疾患以外で上・下気道病変をきたす膠原病といえば多発血管炎性肉芽腫症（GPA）▶*p.103* 第 10 章 1-3 ですが，たしかに上気道の病状は類似しています.気道閉塞を起こして致死的になる危険性がある点も同様です. ただし本疾患の最も特徴的な症状のひとつといえる耳介軟骨炎は GPA では稀です. また GPA でみられるような腫瘤性病変は原則みられません.

上・下気道以外の軟骨（中でも胸骨柄軟骨・胸鎖軟骨・肋軟骨）にも炎症が生じます.

（口腔内アフタや結節性紅斑などの）皮膚・粘膜病変,（強膜炎・結膜炎・ぶどう膜炎などの）眼病変,（高安動脈炎様の）大型血管病変を呈します. 大型血管病変としては，脊椎関節炎▶*p.80* 第 9 章 2-②でもみられる大動脈弁閉鎖不全症が多いようです.

②深部病変

（中枢）神経病変がみられます.

低頻度ながら腎病変もみられます. 本疾患は本質的には自己炎症寄りの疾患だと思っていますが，だとすると（神経病変はベーチェット病でもみられるので納得できますが）腎病変は（本書の理屈では）辻褄が合いません. この点は後述します.

③ 膠原病マップ では本来の位置付けよりも下方に配置しています

本疾患の臓器病変（軟骨関連と腎臓以外）はベーチェット病に類似し

JCOPY 498-02716

ており，免疫学的な近さを感じます．MAGIC 症候群（ベーチェット病
と本疾患が合併したもの）という疾患概念があるのも納得できます．

　ところが 膠原病マップ では両者の間に開きがあります．本疾患は本
質的にはベーチェット病と同様に自己炎症寄りの位置付けだと思ってい
ますが，以下の理由から 膠原病マップ では想定よりも下方に配置する
ことにしました．

　　①抗コラーゲン抗体などの自己抗体（保険診療では測定できません）
　　　の関与が報告されている．
　　②神経以外の深部病変（腎病変）を伴う．
　　③本書では便宜上「その他の膠原病」カテゴリーに区分した．

　ただしこのうち，③が主たる理由です．実際には①も②も，自己免疫
寄りだといえるだけの根拠にはならないと考えています．①の自己抗体
の陽性率は高くなく，その臨床的意義も疑問視されています．腎病変に
ついては以下のように解釈しています．

④自己免疫-自己炎症の軸とは異なる軸上の病態の存在？

　本疾患の病態は，これまで紹介してきた自己免疫-自己炎症の軸から
は少し外れた軸上に位置するのではないかと考えています▶p.74 図8-4.

　本疾患では他の免疫疾患（や血液疾患）の合併が 3 割以上でみられ，
それらが本疾患に先行することが多いことも知られています．まずここ
で気にかかるのが，合併する免疫疾患が多岐にわたり，しかもこれらの
免疫学的位置付けがばらばらである点です．自己炎症寄りの疾患だとす
れば本来は（本書の論理では）相容れないはずの抗核抗体関連症候群な
どの自己免疫寄りの疾患が合併することもあります．

　このことにずっと違和感を覚えていましたが，「免疫疾患の本線から
外れた病態を有する」のだと考えれば納得できることに気づきました．
この，本疾患特有の病態を成すのは主に自己炎症寄りの免疫異常だと
思っています．この病態が単独で悪さをすることもあれば，併存する何
らかの別の病態が関与することで初めて顕在化するということもあるの
ではないかと思っています．腎臓などの深部病変を伴う場合は，本疾患

自体によるものというより，併存する（本線の）免疫異常に由来するものと考えます．なお第8章5-④▶p.74で紹介したようにシェーグレン症候群も同じような理屈で別の軸上に本態があるものと解釈しています．（このあたりは読み飛ばしていただいて結構です．）

また，合併しやすい疾患の中に骨髄異形成症候群（myelodysplastic syndromes：MDS）が含まれます．MDSが合併する場合，MDSは「再発性多発軟骨炎の合併症」というより，病態の上流側に位置付けられるものだと思っています．そもそもMDS（を引き起こす病態）は，免疫異常（中でも自己炎症寄りの病態）と関連する場合があります．「トリソミー8を伴うMDSに合併するベーチェット病様症候」が有名ですが，実は再発性多発軟骨炎の一部も「MDS病態に関連する免疫異常」に起因するのではないかと推測しています．このあたりに興味がありましたら関連の総説など[23,24,25]もご参照下さい．

2 抗リン脂質抗体症候群（antiphospholipid syndrome：APS）

▶本疾患の要点
- 主な病変：動脈・静脈
  自己抗体：抗リン脂質抗体
- 膠原病のひとつに区分されていますが臓器特異的自己免疫疾患の特性を有する疾患だと考えています．
- およそ半数でSLE（第8章1）▶p.58を伴います．

抗リン脂質抗体の存在下に血栓傾向が強くなる疾患です．静脈だけでなく動脈にも血栓症を起こします．

免疫異常による病変が血管に生じるという意味では血管炎症候群のようではありますが，本疾患では炎症病態を呈しません．そのため発熱などの全身症状はなく，免疫異常による一次性の「臓器＋炎」も原則みられないので，主な臨床症状は血栓（血管障害）による虚血性（二次性）

JCOPY 498-02716

の臓器障害に起因します.

　全身の血管系が標的であるという点では全身性自己免疫疾患（膠原病）のようではありますが,「炎症を欠く」「浅部病変を欠く」「自己抗体陽性」ということから本疾患は本質的には臓器特異的自己免疫疾患 ▶p.22 第4章6 の範疇だと考えています.

　抗リン脂質抗体が血栓を誘導する機序の詳細はさておき, この自己抗体が強い病原性を有するということは確実視されています. 本疾患以外の膠原病の自己抗体は, 臨床症状や疾患活動性との関連が明確な自己抗体でもその病原性については不明な点が多く, その存在が強く示唆されているのは ANCA, 抗 dsDNA 抗体, 抗 CCP 抗体など一部の自己抗体に留まります. ただしこれらは, 病原性があったとしても病態への寄与度は部分的だと考えられます. 一方で多くの臓器特異的自己免疫疾患では自己抗体の病原性が比較的明確で, 病態への寄与度も相対的に大きい傾向があるものと思っています. その意味でも, 本疾患には臓器特異的自己免疫疾患らしさが感じられます.

①抗リン脂質抗体症候群の症状

　静脈血栓としては下肢深部静脈血栓症が多く, そのため肺塞栓を合併することがあります. 静脈血栓より低頻度ながら動脈血栓症もみられ, 脳梗塞や一過性脳虚血発作などの脳血管障害が大半を占めます.

　これらの血栓症だけならシンプルなのですが, 実はその他に,「妊娠合併症（流産や子宮内胎児死亡など）」や「血小板減少症」をきたします. 両者の機序はそれぞれ諸説ありますが, どうやら血栓症とは別の機序だという考え方が主流のようです. ひとまず本書ではいずれも「抗リン脂質抗体を介した未知の機序」によるものだと, さらっと流していただきたいと思います.

②抗リン脂質抗体症候群の治療

　免疫抑制療法の有効性は証明されていないので, 血栓の二次予防が主体です. 静脈血栓症で発症した場合は抗凝固療法（±抗血小板療法）

を，動脈血栓症で発症した場合は抗血小板療法（±抗凝固療法）を行います．つまり慢性甲状腺炎（に対するホルモン補充療法）や原発性胆汁性胆管炎（に対するウルソデオキシコール酸）などといった臓器特異的自己免疫疾患と同様に，対症療法を行うことになります．

③抗リン脂質抗体

抗リン脂質抗体はさまざまな自己抗体の総称です．リン脂質（カルジオリピンやホスファチジルセリンなど）を直接認識するものだけではなく，これらのリン脂質に結合した血漿蛋白を認識する自己抗体も含まれます．本疾患を引き起こす自己抗体として知られているのは後者の方で，具体的には「カルジオリピンに結合した β_2 グリコプロテインⅠ」に対する自己抗体（抗カルジオリピン・β_2 グリコプロテインⅠ複合体抗体）と「ホスファチジルセリンに結合したプロトロンビン」に対する自己抗体（抗ホスファチジルセリン/プロトロンビン抗体）が有名です（本書執筆時点で保険診療内で測定できる抗リン脂質抗体に下線を引いています）．

ループス抗凝固因子は「*in vitro* のリン脂質依存性の凝固反応を阻害し，凝固時間を延長させる免疫グロブリン」と定義されます．*in vivo* で凝固が亢進するのとは逆の反応を *in vitro* では観察します．自己抗体を直接同定するのではなく，凝固機能への影響をみることで自己抗体の存在を推測する検査となります．陽性と出た場合もどの自己抗体によるものかはわかりませんが，上記の2つの自己抗体が多くを占めるものと考えられています．

抗カルジオリピン抗体も測定可能です．ただし，この中には抗カルジオリピン・β_2 グリコプロテインⅠ複合体抗体も含まれますが，本疾患とは無関係の自己抗体も含まれる点に注意が必要です．

JCOPY 498-02716

3 IgG4 関連疾患（IgG4-related disease：IgG4RD）

▶本疾患の要点

- 膠原病というよりリンパ増殖性疾患の要素が強い疾患だと考えます.
- 浅部病変：稀

  主な深部病変：外分泌腺（唾液腺・涙腺），膵臓，胆管，腎臓，肺，内分泌腺（下垂体，甲状腺），後腹膜

  自己抗体：なし

①IgG4 関連疾患の理解に必要なリンパ増殖性疾患という考え方

　膠原病領域では免疫異常といえば自己免疫や自己炎症でみられる「炎症性」病態（これを狭義の炎症とします）が主ですが，免疫異常は実は「増殖性」病態（広義の炎症に含まれます）をきたすこともあるのだと考えています．獲得免疫系細胞（リンパ球）の増殖性疾患であるリンパ増殖性疾患には良性も悪性も含まれますが，良性のうちの一部は自己免疫（中でも獲得免疫異常が目立つ臓器特異的自己免疫疾患）に近い免疫異常に端を発するのではないか，つまり**自己免疫とリンパ増殖性疾患は必ずしも明確に区別できない場合がある**のではないかと考えています　図 13-1 ．言い換えると，リンパ増殖性疾患は「腫瘍性疾患」だけでなく「免疫疾患」という側面もあり得るのだということになります.

　2019 年，日本リウマチ学会の総会としてはおそらく初めて，リンパ増殖性疾患をテーマにしたシンポジウム「リンパ増殖性疾患の鑑別診断と治療」が開催され，IgG4 関連疾患やキャッスルマン病などが取り上げられました（キャッスルマン病も今後膠原病の教科書で取り上げられるべき疾患だと思っています）．非常に有益でしたので今後も同様の企画に期待していますが，この領域に限らず，謎が残されている膠原病病態の一部（前述の骨髄異形成症候群関連の免疫異常▶*p.133* 第 13 章 1-④ など）を解き明かすためには血液内科の先生方との連携が欠かせないの

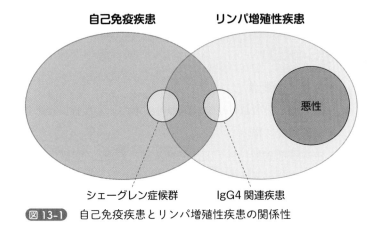

自己免疫疾患　　　　リンパ増殖性疾患

悪性

シェーグレン症候群　　IgG4 関連疾患

図 13-1　自己免疫疾患とリンパ増殖性疾患の関係性

で，意見交換できるような学会レベルの場が増えてくれたらとも願っています．

　本疾患の特徴は「高 IgG4 血症」と「IgG4 陽性形質細胞浸潤や線維化を伴う臓器病変」です．臓器には主に腫瘍性（炎症＜増殖）の病変を形成し，圧迫などの物理的な問題を起こすこともあれば，臓器自体の機能障害が生じることもあります．「炎症＞増殖」の病変をきたすこともありますが少数派です．

　IgG4 は IgG のサブクラスのひとつです．一般に自己免疫疾患の自己抗体の多くは病態の上流（原因）側の要素だと考えられますが，本疾患で増加する IgG4 は下流（結果）側のものだとする考え方が主流です．

② IgG4 関連疾患に抱くイメージ

　本疾患の障害臓器は深部臓器が中心です．一方で炎症性の全身症状（発熱，CRP 上昇など）や浅部病変が乏しいので，あたかも臓器特異的自己免疫疾患▶p.20 第4章4のようでもあります．高齢発症▶p.151 表14-1 にもかかわらず高炎症にならない点も，膠原病らしくありません▶p.96 第10章1-1．進行するまでは自覚症状を欠くことも多いため，他の理由で検査（CT など）を実施したときに偶然発見されることも多いです．疾患レベルでみれば全身の臓器に病変が出現しますが，症例レベル

JCOPY 498-02716

ではひとつの臓器に限局することも多く，その点からも臓器特異的自己免疫疾患様の特性が感じられます．

これらのことから自然免疫異常の寄与度が他の膠原病疾患と比べると少ないことが示唆されます．自然免疫異常の基盤が乏しくても獲得免疫異常が成立するのは，多少なりとも腫瘍性の要素が後ろ盾になっているからだと考えています．

③浅部病変

皮膚・関節病変の報告はありますが実感としては稀です．

④深部病変

障害臓器の分布がやや独特です．シェーグレン症候群▶p.71 第8章5でも好発する唾液腺・涙腺，肝胆膵系（中でも本疾患では膵臓）の病変が最も有名です．他の膠原病疾患では稀である後腹膜や下垂体にも病変が生じます．ただし（膠原病全般で標的になりやすい深部臓器である）肺や腎臓にも病変がみられます．

⑤ IgG4 関連疾患の治療

ステロイド薬が著効します．膠原病疾患よりもすんなり寛解導入に至ります．これは（膠原病ならば本来基礎にあるべき）自然免疫異常が強くないからではないかと思っています．加えて，ステロイド薬は獲得免疫異常との相性が良い▶p.31 図5-4 ために本疾患で著効しやすいのだとも解釈できます．

⑥生検が重要

本疾患の診断時には病理学的評価が重視されます（病理診断への依存度が高い点も膠原病らしくありません）．本疾患の基準（IgG4 陽性形質細胞浸潤など）を満たすかどうかももちろん大事ですが，悪性腫瘍を中心とする他疾患の除外が最も重要です．本疾患の病理像は，特徴的ではありますが特異的ではなく，他疾患でもみられることがあります．血清

IgG4 高値も同様に特異的なものではありません．たとえば，病理所見では本疾患として矛盾がなかったとしても，高炎症などの本疾患らしくない所見を伴うような場合には，他の疾患を疑うべきかもしれません．

　一方で，本疾患の病変は深部臓器が多く，よほど恵まれた環境でない限り組織をとるのが困難なことも多いです．病理学的な裏付けがなくてもやむを得ず総合判断で本疾患と診断して治療介入しなければならないこともありますが，「ステロイド薬への反応が悪い」などの非典型的な経過を辿る場合は再度生検について検討する必要があります．

⑦ IgG4 関連疾患とシェーグレン症候群の類似点

　両者は「リンパ増殖性」要素を有するという共通点があるためか，臨床上の類似点があります▶ *p.73* 第8章5-④.

①臓器病変の分布が似ています．外分泌腺病変はこれら以外の膠原病疾患では稀です．肝胆膵系の病変も他の膠原病では少ないです．腎病変は多くの膠原病疾患でみられますが，尿細管・間質病変をきたすのはこの2疾患くらいです．

②多クローン性高ガンマグロブリン血症は他の膠原病疾患でもみられますが，これら2疾患では内科的重症度に比して数値が高い傾向があります．

③両者とも臓器特異的自己免疫疾患「らしさ」が感じられます．

4 （番外編）線維筋痛症（fibromyalgia：FM）（研修医向け）

　線維筋痛症はリウマチ性疾患のひとつではあるものの免疫異常とは無関係で，それどころか身体診察や各種検査で病状を説明できる器質的異常をまったく見出せないことから，機能性リウマチ性疾患とも呼ばれます．膠原病診療に際して本疾患の理解は欠かせませんが，免疫疾患ではなく 膠原病マップ にも含まれないので，本書では「番外編」とラベリングしました．

JCOPY 498-02716

本章は過去に発表した総説[26]を要約して一部加筆したものです．**本疾患の本質を理解することで診療の幅が劇的に広がるので**，読者の皆様が本書に求めている内容ではないかもしれませんが，ぜひお付き合い下さい．

①神経可塑性疼痛とは

　痛みは，侵害受容性疼痛，神経障害性疼痛，nociplastic pain（本書では神経可塑性疼痛と訳します）の３つに分類されます．前２者は因果関係の明確な痛みであり原因が除去されれば消えるのに対して，神経可塑性疼痛は原因が除去されても持続します．神経には可塑性があるため，「強い」あるいは「持続する」痛みが加わると，**痛みに関わる神経系がその刺激をいわば記憶する**ことがあるわけです．

　神経可塑性疼痛の代表的疾患のひとつが線維筋痛症なのですが，慢性腰痛，顎関節症，過敏性腸症候群などもここに含まれます．痛みの性状は「神経障害性」様が多く，特定の部位に限局することもあれば全身の多領域に広がることもあります．痛みの他にも筋のこわばり，しびれ，頭痛，抑うつ気分，睡眠障害，意欲の低下，疲労感，めまい，過敏性胃腸症状，月経困難症などの多彩な随伴症状を伴います．

　脳内には痛みを制御する機構である「下行性疼痛抑制系」が備わっており，これに深く関わっているのが「情動脳」です 図13-2① ．情動脳は，快情動と負情動の回路網の２項対立のバランスで成り立ってお

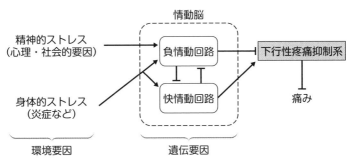

図13-2①　情動面に着目した疼痛抑制の機序〜健常状態〜

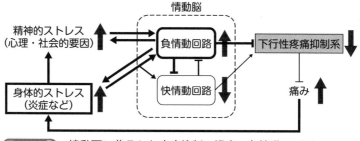

図 13-2 ② 情動面に着目した疼痛抑制の機序〜負情動スパイラル〜

り，喜びや幸せを感じる時と恐怖や不安に駆られた時とでは脳活動パターン（関与する神経核）が異なります．末梢で痛みの原因が発生すると，感覚に関わる神経核だけでなく，情動に関わる神経核（情動脳）にもそのシグナルが伝わり，不快なものという負の情動として認知・記憶されます．一方で，痛み刺激は快情動の回路網にも伝わり，これが下行性疼痛抑制系を活性化することによって，末梢からの痛み信号を脊髄後角レベルで抑制し，鎮痛効果をもたらします．この下行性疼痛抑制系が何らかの理由で機能不全となり，痛みのシグナルが脳に過剰に届いてしまうのが神経可塑性疼痛の主たる機序だと考えられます．

②膠原病は「負情動スパイラル」の誘因になる

　関節リウマチやシェーグレン症候群などの膠原病では線維筋痛症を合併しやすいことが知られています．関節炎や乾燥症状などの身体的ストレスだけでなく，慢性疾患である膠原病への罹患に伴うさまざまな精神的ストレスにより，負情動の回路網が強く刺激されるからです **図 13-2 ②**．情動脳が健全であれば，快情動の回路網の働きにより均衡を保つことができますが，たとえば，もともと負情動を刺激するような心理・社会的要因が存在する場合，あるいは（負情動＞快情動に傾きやすくなるような）未知の遺伝的素因を有するような場合，膠原病の心身のストレスによって刺激された負情動の勢いが快情動を凌駕し，下行性疼痛抑制系を抑制することで神経可塑性疼痛が生じるわけです．

JCOPY 498-02716

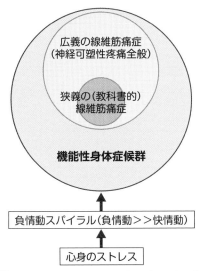

図中:
広義の線維筋痛症
(神経可塑性疼痛全般)

狭義の(教科書的)
線維筋痛症

機能性身体症候群

負情動スパイラル(負情動＞＞快情動)

心身のストレス

図 13-3 線維筋痛症は機能性身体症候群に含まれる

このうち，基準を満たせば教科書的な（狭義の）線維筋痛症だと解釈しますが，そうでなくても筆者は密かに「広義の線維筋痛症」だとみなすようにしています．本書でも，線維筋痛症の本質をご理解いただくために，神経可逆性疼痛全般を「広義の線維筋痛症」と表現しています 図13-3 ．

情動脳は精神活動や自律神経活動などに関わるため，負情動の回路網が優勢になると，神経可塑性疼痛に加えて意欲の低下，うつ状態，睡眠障害，快感喪失，孤立感，自律神経失調症などをきたし，これらがまた新たな心身のストレスとなります．神経の可塑的な変化も相まってこの連鎖（「負情動スパイラル（ネガティブスパイラル）」と名付けています）がひとたび完成してしまうと，たとえ発端となった原因が解消されても「負情動＞＞快情動」の図式は持続/増悪します 図13-2② ．

広義の線維筋痛症の痛みは関節に限局することもあるので，たとえば関節リウマチ診療で医師による関節炎の見立てと患者の痛みの訴えが乖離する原因のひとつとなります．この場合，疾患活動性が本来よりも高くみえてしまい，不要な治療強化がなされることもあります．訴えの割

右側縦書き:
13

各論5：その他の膠原病

に理学所見（関節の腫脹）や関節エコー所見などの客観的指標では活動性が示唆されない場合は「（広義の）線維筋痛症の合併」の可能性を考慮しなければなりません.

③機能性身体症候群は負情動によって生じる

　線維筋痛症は機能性身体症候群に含まれる疾患概念です **図13-3** . 機能性身体症候群は「適切な診察や検査を行っても, 器質的疾患の存在を明確に説明できない身体的訴えがあり, それを苦痛と感じて日常生活に支障をきたす病態」と定義され, 神経可塑性疼痛の他に慢性疲労症候群などの多彩な病状が含まれます[27]. 疾患単位で独立しないような不定な身体症状を呈するものも含まれます. 機能性高体温症の一部もここに区分できるものと考えています.

　機能性身体症候群に含まれる病態には症候学的, 心身医学的, 治療学的な共通点が多く, 実際に併発することも多いのですが, その中心にあるのは神経可塑性疼痛です. つまり神経可塑性疼痛の主な機序である「負情動＞＞快情動（負情動スパイラル）」が, 機能性身体症候群の病態の根幹をなしているということが考えられます **図13-3** .

④負情動を意識した診療のススメ

　線維筋痛症に適切に対応するには, 機能性身体症候群（そしてその本態である負情動スパイラル）に対峙するつもりであるべきだと思っています. 痛みが本態だと考えてしまうと, いつまでも対処すべき病態の核に近づけません. **図13-2** をイメージしながら, 負情動を強めているものが何なのかを見定めます. 同時に, 快情動を強められるものがないかを探ります. 病態に関与する要素を整理して, それに応じた対応を柔軟に行っていくしか手はありません. 薬物療法によって短期的に症状を緩和できることもありますが, 多くの場合それだけでは不十分です. 「vs 疾患」の画一的な対応では最善治療に至らない（「vs病態」であるべき）という点も膠原病診療と変わりません.

　病態に関わる具体的な因子は患者ごとでさまざまですが, これらの問

JCOPY 498-02716

題に取り組む上でまず欠かせないのが「主治医への信頼」です．「この医師に任せていたらどうにかなるかも」と思えるかどうかで治療への反応性は全く違ったものとなります．**快情動の活性化に欠かせないのは希望や期待感です**．逆に，負情動スパイラルに陥るのは将来に絶望するから，ともいえます．「線維筋痛症による耐えがたい痛みは実は器質的疾患によるものではなく脳の機能異常（負情動スパイラル）によるものであり，それは可逆的（神経は可塑的）であり，たとえ時間はかかっても適切な対応により改善するものなのだ」ということを**納得していただくことが治療の第一歩**となります．この点を理解していただくことができれば，何かしらの処方を出すだけでも（症例によっては処方がなくても）劇的に症状が改善することがあります．その多くがいわゆるプラセボ効果かもしれませんが，プラセボ効果は快情動の活性化（＝負情動の減弱化）に大いに役立つためうまく使いこなすべきだと考えています．

　ただし負情動の病状説明には注意を要します．罹病期間の長い膠原病患者に多いのですが，「この苦しみ深い症状は器質的疾患（膠原病）によるものだから仕方ない」と解釈してどうにか自身を納得させてきたという背景があると，どれだけ丁寧に負情動スパイラルの病状を説明してもなかなか納得していただけません．負情動が強すぎると自分とは異なる考え方が受け入れにくくなるという傾向もあるようです．この場合の対応は困難を極めますが，絡まった糸をほぐす様に少しずつ負情動を弱めていくように努力していく他ありません．心を込めた診療を続ける中でラポールを築くことができれば「そろそろ理解できるかもしれない」というタイミングが訪れるので，そこで改めて核心に迫ることになります．

　線維筋痛症を含む機能性身体症候群の病状は，膠原病診療でごく日常的に経験されます．このことに気づくことができれば**診断や治療の幅が広がり患者に貢献できるだけでなく，こちら（治療者）側の負担も軽減**できます．たとえば，多忙な診療の中で「内科的視点では病的意義の乏しい訴え（不定愁訴）」が長時間続くとつい陰性感情を抱きがちですが，そのようなときに「負情動が過剰になっているから仕方がない」「解釈

モデル（原因・診断・治療・予後に関する患者の考え）が確認できる」「傾聴するだけでも治療になる（負情動が和らぐ）」と考えると，不思議と（横柄な表現で申し訳ありませんが）「優しく」なれます．そうすると患者としても話を聞いてもらうことができている実感が持てるようで，自然に負情動の勢い（訴えの程度）が軽減していくことも多く経験されます．

　線維筋痛症診療における治療目標は痛みの軽減ではなく，その上流にある負情動スパイラルの減弱化であることを認識しておきましょう．負情動が弱くなれば，たとえ痛みが残っても痛みに伴う負担は軽減します．医師が痛みにばかり注目した診療をしている限り，患者側も「痛みへのとらわれ」から解放されにくいものです．線維筋痛症の痛みは「うまく付き合っていくべきもの」であり，そのような姿勢で過ごす中でいつの間にか消えていくものだと考えましょう．

⑤膠原病内科は線維筋痛症診療との親和性が高い

　線維筋痛症診療はとても難易度が高い領域です．教科書で勉強して得た知識だけではまったく歯が立たないからです．他にも「難治である」「病態を形成する要素は患者ごとで異なり多様性に富むため『vs 病態』で対峙しなければならない」「他の疾患の除外が常に求められる」「時に集学的な治療（他科との連携）が必要」「長期的視点で計画的に治療に臨む必要がある」などといった特徴がありますが，これらはいずれも膠原病診療と同様です．医師としての総合力が求められるという点も含め，膠原病内科との親和性が高い領域だといえます．膠原病診療に関わる先生方には是非とも線維筋痛症を診るスキルも磨いていただきたいと思っています．

JCOPY 498-02716

Chapter 14 膠原病マップBを極める

　「膠原病を効率よく学ぶ」「膠原病全体を俯瞰する力を養う」ために有用なのが巻頭の **膠原病マップB** （以下，マップ）です．臨床情報から免疫学的位置付けを絞り込む際に活用していただきたいのですが，このマップを正しく活用するためには，まずは▶p.11 図3-2のイメージでおおまかに「マップ上のどのあたりに何があるか」を理解しておく必要があります．そこで本章ではマップを見るときのコツを紹介します．いささか大胆な考え方も提案していますが，いずれも私見なのであくまでも参考程度に留めていただきたいと思います．

　まず疾患の並び順を理解しましょう．これまで述べてきたように上方に自然免疫異常，下方に獲得免疫異常が強い疾患を並べています．各カテゴリー内の疾患は離さずに配置したので多少無理のある並びになっていますが，活用する上ではさほど問題にならないのでご安心下さい．

　免疫異常による一次性の（直接的な）病変（ほとんどが「臓器＋炎」）が生じる臓器には△〜◎の印とともに色づけをしていますが，その他の病変（たとえば血管障害などによる二次的病変）が生じる臓器には色づけをしていません．これにより各膠原病疾患の本質が理解しやすくなっていると思います．

1 深部病変の有無で分ける

　深部病変が生じる疾患とそうでないものとで線引きをすると，巨細胞性動脈炎から上が「深部病変無し＝膠原病の中でも自己炎症寄り」，結節性多発動脈炎から下が「深部病変あり＝膠原病の中でも自己免疫寄り」だといえます **図14-1** ．（一次性の）臓器病変の広がり（深部病

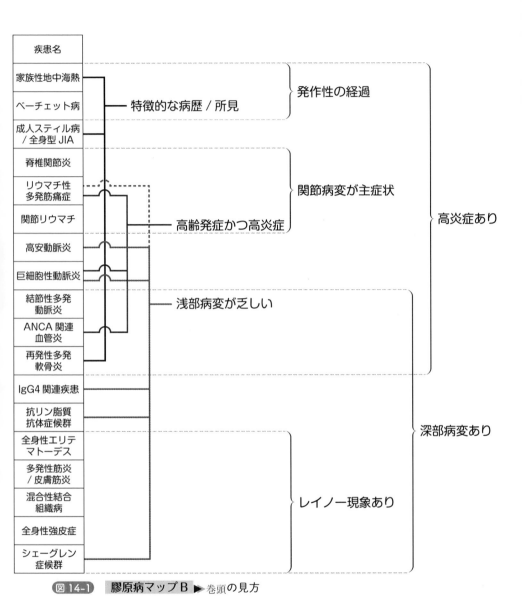

疾患名			
家族性地中海熱			
ベーチェット病	特徴的な病歴 / 所見	発作性の経過	
成人スティル病 / 全身型 JIA			高炎症あり
脊椎関節炎		関節病変が主症状	
リウマチ性多発筋痛症			
関節リウマチ	高齢発症かつ高炎症		
高安動脈炎			
巨細胞性動脈炎			
結節性多発動脈炎	浅部病変が乏しい		
ANCA 関連血管炎			
再発性多発軟骨炎			
IgG4 関連疾患			深部病変あり
抗リン脂質抗体症候群			
全身性エリテマトーデス		レイノー現象あり	
多発性筋炎 / 皮膚筋炎			
混合性結合組織病			
全身性強皮症			
シェーグレン症候群			

図 14-1　**膠原病マップ B** ▶ 巻頭の見方

の有無）を見定めることができれば，少なくともマップの上方か下方か
を絞り込むことができます．ただし細部をみると「ベーチェット病の神
経病変」や「関節リウマチの肺病変」といった例外がある点には注意を
要します．

JCOPY 498-02716

　　自然免疫異常が強いほど炎症が強い▶*p.21* 表 4-1 ので，高炎症（高熱やCRPの著明な上昇など）の有無でも線引きができます．再発性多発軟骨炎から上が「高炎症あり」だと考えると良いでしょう **図 14-1** ．「高炎症」の基準はありませんが，それではあまりにも漠然としているのでここではあえて「CRP 5mg/dL 以上」「体温 38.5℃以上」の場合には再発性多発軟骨炎から上の疾患を疑うこととします（あくまでもイメージですので超アバウトであることをお許し下さい）．ただし「高炎症を伴う膠原病の場合には上方の疾患をまず疑う」という基準ではありますが，必ずしも「高炎症がない時は下方の疾患を疑う」というものではありません（上方の疾患でも高炎症の基準を満たさないことはいくらでもあります）．

3 その他の絞り込み方

①レイノー現象がみられる場合は抗核抗体関連症候群のいずれかに絞られます．

②関節病変が主症状で他の所見が乏しい場合はまず関節炎症候群の可能性を考えます．

③発作性の経過を辿る場合は上方の疾患（有名なのは家族性地中海熱とベーチェット病）をまず考えます．

④多くの膠原病疾患では身体診察で指摘できるような浅部臓器（中でも関節や皮膚）の病変を伴うので，これらを欠く場合は逆に特徴的といえます．大型血管炎・IgG4 関連疾患・抗リン脂質抗体症候群・シェーグレン症候群（そして例外的ながらリウマチ性多発筋痛症も▶*p.109* 第 10 章 3-③）では浅部病変が乏しい傾向があります．特に大型血管炎は，発症早期は高炎症による全身症状しかみられない（臓器病変を欠く）ということを知っておかなければなかなか診断に辿り着けません▶*p.107* 第 10 章 2-③．

14

膠原病マップBを極める

⑤比較的疾患特異性が高い病歴/所見があるものについては直接疾患レベルまで候補を絞り込む場合があります．以下に例をあげます．

「フェリチンが著増している場合は成人スティル病」

「上気道病変を認める場合は多発血管炎性肉芽腫症か再発性多発軟骨炎」

「3日以内に治まる発熱発作を繰り返す場合は家族性地中海熱」

「ぶどう膜炎をみたらベーチェット病か脊椎関節炎か再発性多発軟骨炎」

⑥各疾患に特徴的な（必ずしも特異度が高いわけではありませんが）皮膚病変と自己抗体 表14-1 も，疾患レベルまで一気に絞り込める可能性があるので，特に学生さんは時間を割いて覚えておきましょう▶p.13 第3章6.

4 疫学の傾向を知る

マップに疫学情報を重ねると，好発年齢や性差の傾向もみえてきます． 表14-1 をみると「中年女性」が基本形であることが分かりますが，そんな中でも上方ほど若年が多く，性差が乏しい傾向があります．

膠原病が若年に発症する場合，遺伝要因が相対的に強いことが想定されます．上方の原発性免疫不全症（のひとつである家族性地中海熱）とMHCクラスⅠ関連症（に含まれるベーチェット病・脊椎関節炎・高安動脈炎）は遺伝的素因が強いことを前述▶p.128 図12-1 しましたが，これらの疾患が比較的若年に多いのはまさにそのためだと考えています．そしてこれらのマップ上の位置付けから，遺伝的素因が強いということと自己炎症病態との親和性が高そうだということもうかがえます．ただし，同様にマップの上方に位置している成人スティル病は，若年発症ではあるものの例外的に環境要因の寄与度が大きいだろうということは第12章2▶p.127で説明した通りです．

次いでマップの上方に位置するリウマチ性多発筋痛症，巨細胞性動脈

JCOPY 498-02716

表14-1 各疾患に特徴的な皮膚病変・自己抗体・疫学の一覧

疾患名	特徴的な皮膚病変	自己抗体	疫学
家族性地中海熱			20歳未満(性差なし)
ベーチェット病	口腔内潰瘍、外陰部潰瘍、結節性紅斑		20～40歳代(性差なし)
成人スティル病/全身型JIA	サーモンピンク疹		若年女性(20～30歳代)
脊椎関節炎	乾癬		強直性脊椎炎:若年男性(10～30歳代) 乾癬性関節炎:20～40歳代(性差なし)
リウマチ性多発筋痛症			高齢女性(50歳以上)
関節リウマチ	リウマトイド結節	リウマトイド因子, 抗CCP抗体	中年女性(40～50歳代)
高安動脈炎			若年女性(40歳未満)
巨細胞性動脈炎			高齢女性(50歳以上)
結節性多発動脈炎			中年女性(40～50歳代)
ANCA関連血管炎		MPO-ANCA, PR3-ANCA	高齢女性(60～70歳代)
再発性多発軟骨炎			40～50歳代(性差なし)
IgG4関連疾患			高齢男性(60歳代)
抗リン脂質抗体症候群	網状皮斑	抗カルジオリピン抗体, ループス抗凝固因子, 抗カルジオリピン・β_2グリコプロテインI複合体抗体	中年女性(30～40歳代)
全身性エリテマトーデス	蝶型紅斑, 口腔内潰瘍	抗dsDNA抗体, 抗Sm抗体	若年女性(15～40歳代)
多発性筋炎/皮膚筋炎	ヘリオトロープ疹, ゴットロン徴候	抗ARS抗体, 抗MDA5抗体, 抗TIF-1γ抗体, 抗Mi-2抗体	小児(性差なし)＋中年女性(50歳代)
混合性結合組織病	(手指腫脹)	抗U1-RNP抗体	中年女性(30～40歳代)
全身性強皮症	皮膚硬化, 爪上皮出血点	抗Scl70抗体, 抗セントロメア抗体, 抗RNAポリメラーゼIII抗体	中年女性(30～50歳代)
シェーグレン症候群	口腔乾燥, 環状紅斑	抗SS-A抗体, 抗SS-B抗体	中年女性(30～50歳代)

※疫学は、女性が多いものは赤、男性が多いものは青、性差がないものは紫、「高齢」は太字で記載しています。

14 膠原病マップBを極める

炎，ANCA 関連血管炎もいずれも高炎症が特徴の疾患ですが，これら
の共通点は高齢発症であることです．第 10 章 1-1▶p.96 で述べたよう
にこれらの疾患における高炎症は高齢発症と深く関わるものと考えてい
ます．

　抗核抗体関連症候群はいずれも中年女性に多い傾向がありますが，
SLE は若年寄りです．皮膚筋炎は好発年齢が二峰性であり，中年女性
に加えて小児期にも好発します（後者は若年性皮膚筋炎と呼ばれます）．
両者には自己炎症要素が強いという共通点があります▶p.59 第 8 章 1-②
が，相対的に若年発症であることと関わりがあるように思われます．

　男性に多い疾患は強直性脊椎炎と IgG4 関連疾患の 2 つなので一見目
立ちますが，たとえば SLE や高安動脈炎（いずれも男：女が 1：9）の
ように際立った男女比ではなく女性にも多く発症するのであまり気にし
なくて結構です．

JCOPY 498-02716

15 おわりに
～膠原病診療の魅力～

　最後に膠原病診療の魅力をまとめます．このようなテーマにひとつの章を費やすことをお許しください．**本書の最大の目的はなんといっても膠原病学の魅力を伝えること**であり，ある意味，本章の内容に説得力を持たせるためにここまで論じてきたという側面もありますので，学生さんや研修医の先生方はぜひ辛抱して最後までお付き合いください．5つのテーマに分けて魅力を紹介させていただきます．

1 ▶ モチベーションが尽きない

　膠原病はきわめて苦しみ深い疾患です．痛みや見た目といった「身体的負担」▶*p.17* 第4章3-①，難病（患者目線では膠原病は得体の知れない疾患です）に罹患したことに伴う「精神的負担」，そして「経済的負担」などで苦しむことになります．重要臓器に炎症が及ぶと致死的にもなり得ます．心からの助けを求める患者に日々対峙する中で，モチベーションは高まるばかりです．卒後20年目を迎えようとしていますがこの気持ちが色褪せることはなく，逆に経験を積んだ今だからこそと強い使命感を抱きながら診療に携わり続けています．やる気が出なくて自己啓発本を読みあさっていた学生時代がウソのようです．

　膠原病は生涯にわたって管理しなければならないことが多いので，膠原病内科医は主科としてあらゆる**病状の転帰を見届ける**ことになります．このことは，総合的な診療力を育む上で大きなメリットになっていることを実感します．膠原病の診断をつけた時点で目の前の患者を最期まで診る覚悟をするので，あらゆる判断をくだす際に「今の問題を解決するためにどうすべきか」という短期的な視点に加えて，「このやり方

だと将来患者さんが困ることにならないだろうか」という 10〜20 年あるいはそれ以上の長期的な展望も考慮して，最善だと信じられる対応をします．このような診療スタイルであることも，使命感がかき立てられる要因になっていると思います．

2　治療が楽しい

　強い使命感を維持しているのは奉仕の気持ちだけではありません．膠原病診療は（不謹慎かもしれませんが）とにかく楽しいのです．経験年数を経るごとにその面白さは増し，しみじみ専攻して良かったと感じます（専攻した当時の自分を褒めてやりたいです）．入院/外来を問わず，ほとんどの場合で苦しむ患者がみるみる元気になっていくので，現場は喜びややりがいに満ちています．その上，ステロイド薬一辺倒の治療は過去の話で，分子標的薬を中心に優れた膠原病治療薬が次々と登場しており，ステロイド薬に頼らずとも劇的に改善していくことが日常に経験されます．膠原病内科医は最もステロイド薬を頼りにする（使用する）医師でありながら，最もステロイド薬の恐ろしさを知る（ステロイド薬を嫌う）医師でもあります．脱ステロイドが進むということはつまり専門性を発揮できる余地が広がることを意味するので，診療がより一層楽しくなっている理由になっています．

　膠原病を長期に亘って良好に管理しようとするとひとつの膠原病治療薬だけで完結することは少なく，多くの場合で部分的に効果を発揮するような膠原病治療薬をいくつか組み合わせて治療を完成させる必要があります▶*p.34* 第 5 章 2-⑤．このプロセスは，試行錯誤して敵（病気）を攻略していく RPG（ロールプレイングゲーム）のような面白みもあります．入院/外来を問わず患者の人生をも左右するような決断の連続ですので緊張感はありますが，その分，うまくいったとき（症状が軽快したとき，検査所見が改善したとき，ステロイド薬が減量できたときなど）には喜びを分かち合うことができます．（もともとは）体育会系である筆者は現場でガッツポーズをとってしまうこともあります．思えば

JCOPY 498-02716

毎日のように成功体験が得られ，ありがたいことに感謝までしていただけるので，楽しくないはずがありません．

　ステロイド薬に頼らない治療で解決できることが増えたため入院を必要とする場面が減り▶*p.38* 第6章2，**外来診療の重要性**がますます高まっています．つまり診療の全行程が外来で対応可能であるケースが増えたため，たとえば外来診療だけを行う短時間勤務のママさんドクターも，自身に課せられた社会的な役割を十分に果たしていることが日々実感でき，常勤医師と同じ水準の至上の貢献感を味わうことができるようになっています．

3 診断が楽しい

　膠原病の診断といえば診断/分類基準の該当項目を順に検証するイメージかもしれませんが，決してそんなつまらない作業ではありません．**得られた臨床情報から，ロジカルに診断を絞り込む**ことができます．第4章や第14章ではその具体的な方法を紹介しました．「診断/分類基準を満たすかどうか（いわば黒か白か）」に重きを置く限り，発症早期の（未成熟な）病態や他疾患との境界領域の病態などのグレーゾーンの場合に頭を悩ませることになりますが，ロジカルな絞り込みのスキルが身につけばむしろ病態が複雑化するほど思考を楽しむことができます．

　診断/分類基準に照らすのはあくまでも最後の確認作業です．しかも基準は絶対的なものではないので，たとえ項目を満たさなくても臨床診断しなければならないということもあります▶*p.101* 第10章1-2-⑤．逆に，**陽性所見だけを拾えば膠原病以外の疾患でも基準を満たすことがある**ので，膠原病の診断をつける際には**その他の疾患が除外できているか**どうかに細心の注意を払います．

　膠原病の診断は「①他疾患の除外が重要」「②必ずしも特定の臨床所見や検査項目に依存するものではなく総合判断による（曖昧な感がある）」といった点から初学者に敬遠されがちです．たしかに，他疾患除

外のためにはそれなりに知識が必要ですし，マニュアル全盛の昨今において②は相容れない特性でしょう．でも，これこそが魅力なのだと声高に訴えたいと思います．

たしかに，「免疫学的な位置付けの絞り込み」は本書でマスターできますが，実臨床で求められる「除外診断を含む総合判断（①＋②）」の技術を習得するにはトレーニングが必要です．でもそれは当然です．この思考力こそが膠原病内科医の手技ですので，そう簡単に身につけられても困ります．それなりの訓練が必要だからこそ，経験を積むほど技術（思考）が研ぎ澄まされ，診断作業がより楽しいものになっていくのです．

膠原病診療では（オペ，カテ，生検などの）診断や治療の決め手になるような一撃必殺の技がありません．「この検査が陰性だから膠原病ではありません」ということも難しく，いわば逃げ道を作りにくい領域です．そのために悩むことがある反面，だからこそ総合的な臨床力が培われるのだと思っています．免疫が関わる疾患（膠原病内科医が関わるべき疾患領域は拡大中です）のスペシャリティを極めつつ，同時にジェネラリズムが自然に養われるわけです．

ちなみに，スポーツなどでは上級者との対戦が上達のコツですが，臨床力を養う上では重症例との対峙が欠かせません．膠原病診療では多種多様な重症例にも遭遇するので，意識せずとも臨床力がどんどん鍛えられるという側面もあります．

4 発展途上（伸び代が無限大）だから楽しい

膠原病学の発展は目覚ましく，診断や治療は 20 世紀のものと比べると大幅に進化しており隔世の感があります．筆者が医師になってから現在に至る約 20 年の間にも，分子標的薬の登場による治療の進歩（パラダイムシフト）に加え，従来の常識を塗り替えるようないくつかの新しい疾患概念が誕生/普及し，その度にこれまでの疑問や問題が解決して晴れやかな気持ちになるということを経験してきました．中でも自己炎

JCOPY 498-02716

症性疾患，原発性免疫「異常」症，線維筋痛症の考え方を初めて知ったときは，頭の中で新しい扉が開かれたような気分になりました．

　一方で，壮大な免疫の世界には未知の部分も多く残されており，膠原病学も同様に未完成といえるため，既存の概念がすべて正しいとは限りません．現在の標準治療も必ずしも最善とはいえず，**あらゆることが発展途上**だと思っています．このような領域を専門にしているので，医師として完成することがないことを自覚しています．そのため実際の診療に際しても**謙虚に取り組む**ことができるので，驕ることなく学び続けようという姿勢を自然に保つことができます．思えば生涯のうち今が最も勉強していますし，最も勉強することが（診療力に直結するため）楽しいです．情熱のすべてをテニスに費やしていた（勉強嫌いだった…）学生時代の自分からは想像もできません．このことをひとつとってみても，膠原病内科を選んで良かったと思います．そしてきっとこれからまたブレイクスルーをいくつも体験することになるのだろうと思うとワクワクして仕方ありません．

5 研究が楽しい

　膠原病「診療」はもちろんですが，膠原病「学」も魅力に溢れています．毎日のように興味深い研究（論文）がさまざまな医学雑誌で発表されています．膠原病病態の一端を解き明かすもの，新しい治療の実用化を目指すもの，診断の精度を高めるもの，新しい疾患概念を探るものなど，興味深く読める論文が次々と出てきています．かつては離れていた基礎と臨床の距離がますます近づいており，基礎と臨床を融合させた研究もたくさん出ているので，**多くの最新知見が臨床医の立場でも興味深く学べる**ようになっています．

　研究手法にもブレイクスルーが起きています．従来は比較的少数の情報を利用して仮説を証明していく「仮説駆動型研究」が中心でしたが，近年は解析技術の飛躍的な進歩によって「データ駆動型研究」が可能になっています．臨床情報に加え，DNA・RNA・タンパク質などの網羅

的解析（オミクス解析）や免疫細胞サブセットなどの情報をすべて統合することで，これまでは頭の中で想像するしかなかった免疫異常の状態を，データとして表現できるようになりつつあります．これにより患者の層別化が可能になれば，個々の患者に最適な治療薬をはじめから選択することができるようになるかもしれません．米国留学中にマルチオミクス解析を用いた研究[28]にも参画しましたが，研究の新たな息吹を感じるとともに，膠原病学の明るい未来を予感したものでした．

　（研究者としてだけではなく）臨床医としての高みを目指す医師にとっても，自身で研究を行うことはきわめて有益だと思っています．「研究のススメ」を論じるのは本書の主旨から外れるので割愛しますが，もし可能ならたとえ短期間でも研究の世界に身を投じることを強くお勧めします．これによりきっと膠原病学の新たな魅力に気づくことになるでしょう．

JCOPY 498-02716

参考文献

(1, 2, 6, 8, 9, 10, 11, 16, 19, 20, 25, 27, 28 は無料ダウンロード可能です)

1) McGonagle D, McDermott MF. A proposed classification of the immunological diseases. PLoS Med. 2006; 3: e297.

2) Maeshima K, Yamaoka K, Kubo S, et al. The JAK inhibitor tofacitinib regulates synovitis through inhibition of interferon-gamma and interleukin-17 production by human CD4$^+$ T cells. Arthritis Rheum. 2012; 64: 1790-8.

3) Maeshima K, Ishii K, Torigoe M, et al. Successful tocilizumab and tacrolimus treatment in a patient with rheumatoid arthritis complicated by systemic lupus erythematosus. Lupus. 2012; 21: 1003-6.

4) McGonagle D, Aydin SZ, Gul A, et al. 'MHC-I-opathy'-unified concept for spondyloarthritis and Behçet disease. Nat Rev Rheumatol. 2015; 11: 731-40.

5) Maeshima K, Shibata H. Efficacy of JAK 1/2 inhibition in the treatment of diffuse non-scarring alopecia due to systemic lupus erythematosus. Ann Rheum Dis. 2020; 79: 674-5.

6) 熊倉俊一. 膠原病の難治性病変 血球貪食症候群. 臨床リウマチ. 2018; 30: 241-51.

7) 久保智史, 田中良哉.【膠原病・自己免疫疾患を「見える化」する】臨床から見える化する強皮症. 強皮症における微小血管障害を見える化する. Medicina. 2020; 57: 2102-5.

8) 古賀汐梨, 前島圭佑, 清永恭弘, 他. 多臓器に血管炎をきたした肺高血圧症合併 MCTD の剖検例. 臨床リウマチ. 2018; 30: 51-7.

9) 小林茂人. 診断基準と分類基準の相違―脊椎関節炎の分野からの注意点―. 臨床リウマチ. 2020; 32: 251-9.

10) 前島圭佑, 石井宏治, 梅木達仁, 他. 高齢発症の大型血管炎の3例. 臨床リウマチ. 2017; 29: 269-75.

11) 井田弘明. 医学と医療の最前線 自己炎症疾患. 日本内科学会雑誌. 2008; 97: 438-47.

12) 森尾友宏. 原発性免疫不全症候群序文. 日本臨牀. 2020; 78: 1-8.

13) Tardif JC, Kouz S, Waters DD, et al. Efficacy and Safety of Low-Dose

Colchicine after Myocardial Infarction. N Engl J Med. 2019; 381: 2497-505.

14) Nidorf SM, Fiolet ATL, Mosterd A, et al. Colchicine in Patients with Chronic Coronary Disease. N Engl J Med. 2020; 383: 1838-47.

15) Ridker PM, Everett BM, Thuren T, et al. Antiinflammatory Therapy with Canakinumab for Atherosclerotic Disease. N Engl J Med. 2017; 377: 1119-31.

16) Maeshima K, Ishii K, Shibata H. An Adult Fatal Case with a STAT1 Gain-of-function Mutation Associated with Multiple Autoimmune Diseases. J Rheumatol. 2019; 46: 325-7.

17) 金兼弘和, 谷田けい, 今井耕輔. 原発性免疫不全症候群 研究の進歩 保険収載で実施可能な責任遺伝子解析. 日本臨牀. 2020; 78: 27-34.

18) 西小森隆太, 田中征治, 井澤和司. 自己炎症性疾患 概論およびトピックス. 日本臨牀. 2020; 78: 385-90.

19) Alperin JM, Ortiz-Fernandez L, Sawalha AH. Monogenic Lupus: A Developing Paradigm of Disease. Front Immunol. 2018; 9: 2496.

20) Maeshima K, Stanford SM, Hammaker D, et al. Abnormal PTPN11 enhancer methylation promotes rheumatoid arthritis fibroblast-like synoviocyte aggressiveness and joint inflammation. JCI Insight. 2016; 1.

21) 森尾友宏. 原発性免疫不全症候群 総論. 日本臨牀. 2020; 78: 11-8.

22) Torigoe M, Maeshima K, Kuriyama Y, et al. Effectiveness of subcutaneous tocilizumab in refractory adult Still's disease: report of three cases and a review of the literature. Mod Rheumatol Case Rep. 2021; 1-11.

23) 川端 浩. 【炎症・免疫研究の進歩と血液疾患】骨髄異形成症候群における炎症・自然免疫の異常. 血液内科. 2017; 75: 578-84.

24) 國松淳和, 編. 腫瘍の悪性度とは無関係な, 血液腫瘍に伴う炎症病態. 不明熱・不明炎症レジデントマニュアル. 東京: 医学書院; 2020. p.441-5.

25) Watad A, Kacar M, Bragazzi NL, et al. Somatic mutations and the risk of undifferentiated autoinflammatory disease in MDS: an under-recognized but prognostically important complication. Front Immunol. 2021. 12: 610019.

26) 前島圭佑. 線維筋痛症はリウマチ内科医が診るべき疾患なのか？九州リ

ウマチ．2020；40：77-83.

27) 村上正人，金外淑．【自覚症状からみたリウマチ性疾患】線維筋痛症．日本内科学会雑誌．2019；108：2077-87.

28) Ai R, Laragione T, Hammaker D, Maeshima K, et al. Comprehensive epigenetic landscape of rheumatoid arthritis fibroblast-like synoviocytes. Nat Commun. 2018；9：1921.

謝　辞

　本書の完成に際して，これまで指導してくださったすべての先生方へ感謝の意を表します．

　私が所属した大分大学医学部附属病院膠原病内科の石井宏治先生（現在，大分赤十字病院リウマチ科部長）には研修医の時に膠原病学へ誘っていただいた時点から現在に至るまで，公私にわたりお世話になり続けています．臨床では「疾患ではなく病態」を，そしてなにより「患者（人）」をみる姿勢が欠かせないことを教わりました．そして仁義を体現する姿を間近で見続ける中で，人としてのあるべき姿も学ぶことができました．膠原病内科医はリサーチマインドが必須とのお考えから，グループの人手不足の苦しい中であったにもかかわらず国内外の留学を許可してくださりました．今の自分があるのはすべて石井先生のおかげであり，この感謝の思いは言葉では到底言い尽くせません．

　国内留学では，世界的権威である産業医科大学第一内科の田中良哉教授や山岡邦宏先生（現在，北里大学膠原病・感染内科教授）に師事することができました．ここで得たものは計り知れません．医師としての価値観に留まらず人生観も変わり，国内留学後は人が変わったと周囲にいわれたほどでした．国内留学前は臨床医としての高みを目指すには研究よりも臨床経験を多く積むべきだと思っていました（そしてそれなりに努力してきたつもりでした）．ところが留学してすぐにそれが誤りだと気づきました．疾患レベルの視点で診療する私と，細胞レベルの視点で診療する先生方との差を痛感し，その後は研究をしなければ養われないようなスキル（基礎医学的知識・手法，論理的思考，論文を検索・読む・書く技術など）を身につけるべく研究に没頭することになりました．また留学中に衝撃を受けたのが，とても優秀な先生方に対して私は努力の量でも負けているということでした．まさに「井の中の蛙」でした．日常の臨床業務もきっちりとこなしつつ，そこから生まれた疑問に対する答えを求めて，多忙な中でも時間を捻出して研究活動に取り組んでいました．我々が享受している医学の発展は，このような先生方の努力の賜物であることを知り感銘を受けたのと同時に，同じ医師でありながらあまりにも自分の志が低いことを恥じたものでした．目の前の患者だけでなく，もっと広く貢献できるような仕事にも取り組まなければならないとい

う発想もここで初めて自分に芽生えました．2年間という短い期間でしたが，（医師）人生を決定づけるような学びを得ることができました．特に私の指導医であった山岡先生とは医局の席が背中合わせだったこともあり，まさにその背中を見て育つことができたと思っています．

　同じ大分県で診療をされている織部元廣先生からも多くを学ばせていただきました．大分市の開業医という立場でありながら桁外れの臨床経験と絶えることのない探究心によって育まれた臨床力や人間力から，「織部教」とも称されるほど患者さん方から絶対的な信頼を得ています．膨大な数の外来患者を診ながら学会活動も盛んに行われており，その上，招かれて全国各地で講演するという大学教授のような仕事もなされています．アカデミアの外にいる一臨床医であっても努力すれば広く貢献できるような仕事も可能であることを知りました．

　海外留学時には成書（Firestein & Kelley's Textbook of Rheumatology）で知られる Gary S. Firestein 先生や Deepa Hammaker 先生から，それまで苦手としていた分子生物学的な考え方を学び，ビッグデータを用いた最先端のデータ駆動型研究にも参加させていただき，新たな思考の扉を開くことができました．ここでも印象的だったのが，産業医大の先生方と同じように常に臨床を念頭に置いて研究や議論をしていることでした．だからこそ，私にとっては難しい内容でしたが（そのうえ苦手な英語でのやりとりのため泣きそうな毎日でもありましたが）楽しく学ぶことができました．

　振り返ると，私には勿体ないような本当に幸運な医師人生を送ることができています．雲の上の存在であるトップランナーの先生方から直接学ぶことができ，上記以外の多くの先生方からもたくさんの学びを得ることができ，感謝の言葉しか浮かびません．これほど恵まれた指導を受けてきたからには社会に還元しなければという思いが嫌でも芽生えてきます．しかしまだまだ発展途上の私には，専門医の先生方に対して学問的な内容を説く自信はありません．では今の自分には何があるのかを考えたときに気づいたのが「膠原病学を面白いと思う気持ちとそれを広く伝えたいという情熱は人一倍強い」ということでした．この溢れんばかりの思いを学生さんや研修医の先生方にお伝えすることができれば，膠原病学の発展にも繋がるのかもしれないと考えたのが本書執筆のきっかけでした．これまで師事してきた先生方のご指導がなければこのような発想に至ることはなかった

でしょう．

　誤解しないでいただきたいのは，本書の誕生は師事した先生方のおかげですが，本書の内容は先生方とは無関係です．誤った考え方が本書に含まれていたとしてもそれはすべて私の責任です．

　また日夜仕事に励む大分大学膠原病グループのメンバー，中でも私の後任としてチーフを務める尾崎貴士先生に対しても感謝の気持ちでいっぱいです．そして本書執筆の貴重な機会を与えてくださり，さらには重要な図表を購入者特典としてデータで提供できるようにしたいというわがままでも受け入れてくださった中外医学社企画部の岩松宏典様，私のこだわりのすべてを見事に書籍に反映してくださった編集部の歌川まどか様にも深謝致します．

　本書は，医学書のようでもあり思想書のようでもあるというなんとも不思議な本です．少なくとも膠原病領域では過去にないタイプの本でしょう．このような内容にもかかわらず，貴重な時間を割いて最後までお読みくださり本当にありがとうございました．読者の皆様に心よりお礼申し上げます．本書の内容に関して忌憚のないご意見を賜ることができれば筆者としては望外の喜びです．

　最後に，私の仕事の処理能力が低いためになかなか家に帰れず，家庭で果たすべき役割を全うできず妻（と 3 人の子供たち）には負担をかけ続けています．いつも仕事ばかりの自分に理解を示してくれる家族に心から感謝しています．本書が誕生したのはあなたたちのおかげでもあります．いつもありがとう．

前島圭佑

索 引

著者略歴

前島 圭佑 （Keisuke Maeshima）

略歴
1978 年生まれ，大分県津久見市育ち
2003 年　大分医科大学（現大分大学医学部）卒業
2003 年　大分大学医学部　第一内科　研修医
2004 年　九州厚生年金病院（現 JCHO 九州病院）研修医
2005 年　津久見市医師会立津久見中央病院　内科
2006 年　大分大学医学部　第一内科（膠原病内科）医員
2008 年　産業医科大学　第一内科訪問研究員
2010 年　大分大学医学部　第一内科（膠原病内科）医員
2012 年　大分大学大学院医学系研究科 博士課程 修了
2014 年　カリフォルニア大学サンディエゴ校 リウマチ学講座訪問研究員
2016 年　大分大学医学部　内分泌代謝・膠原病・腎臓内科学講座（膠原病内科）助教
2020 年　医療法人慈恵会　西田病院（大分県佐伯市）リウマチ・膠原病内科　部長

所属学会・団体
医学博士
日本内科学会（認定内科医，総合内科専門医）
日本リウマチ学会（専門医，指導医，評議員）
九州リウマチ学会
日本臨床免疫学会
日本臨床リウマチ学会
日本免疫不全・自己炎症学会
日本心身医学会

主な受賞
2010 年　欧州リウマチ学会賞（Abstract Award）
2017 年　日本臨床免疫学会賞（症例報告賞）

著書
「リウマチ・膠原病患者さんとそのご家族のための外来通院学」（東京: 日本医学出版; 2019）

Dr. 前島の膠原病論　　　　　　　　　　　　　　　　　　　　　©

発　行　2022 年 2 月 5 日　　1 版 1 刷

著　者　前島圭佑

発行者　株式会社　中外医学社
　　　　代表取締役　青　木　　滋

　　　　〒 162-0805　東京都新宿区矢来町 62
　　　　電　話　03-3268-2701（代）
　　　　振替口座　00190-1-98814 番

印刷・製本/横山印刷（株）　　　　　　　　　　　　　〈HI・MU〉
ISBN978-4-498-02716-9　　　　　　　　　　　　Printed in Japan